作業療法臨床の知の背景

～その理念と哲学：一臨床の使徒の自分史より～

山根 寛

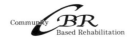

Community CBR Based Rehabilitation

一作業療法士の自分史―プロローグ

1997年の『精神障害と作業療法』に始まった，作業を用いる療法の臨床の体感を「ことば」にする試みは，『ひとと作業・作業活動』『ひとと集団・場』『治療・援助における二つのコミュニケーション』『作業療法ルネッサンス』『作業療法覚書』（以上，三輪書店），『ひとと植物・環境』『ひとと音・音楽』『作業療法の詩』『作業療法の詩・ふたたび』（以上，青海社），『臨床作業療法』（金剛出版），『言葉の力，作業の力』（シービーアール）などを生み出した．

初版から20年あまり，『精神障害と作業療法』はその後3回改訂され，言語化の括りの作業の一つとして，2017年3月に，今語ることができるすべてを入れて，新版として世に出した．この括りの作業で，一連の『ひとと作業・作業活動』『ひとと集団・場』『治療・援助における二つのコミュニケーション』の3冊も新たな構成のもとに新版として，言語化の作業を終えた．

一人の作業療法士が，先達の知見を追試し検証しながら40年あまり，作業を用いる療法の臨床で体感したもの，臨床の知を「ことば」にする試みであった．そして，それは『作業療法臨床の知』として発刊された．本書は，『作業療法臨床の知』がなぜ生まれたのか，そこで提唱する「臨床作業療法山根モデル（YMCOT：YAMANE Model of Clinical Occupational Therapy）」はどのようにして生まれたのかを理解するためには，その作業療法士の自分史を語るのがもっともよいと思い，その思想の背景にあたる，私の生い立ちから作業療法士になるまで，作業療法士になってから，モデルを提唱するに至った経緯，そして白秋の歳に至るまでを自分史という形で紹介する．

本書は，「臨床作業療法山根モデル（YMCOT：YAMANE Model of Clinical Occupational Therapy）」を理解するための必読書となるものと思う．

目　次

5　作業療法臨床の言語化

6　作業療法の哲学を求めて

1

作業療法士に
なるまで

　私は 1949（昭和 24）年 4 月 21 日木曜日，未明，島根県美濃郡都茂村（現在の島根県益田市美都町都茂）で，父・三男（みつお），母・光子（みつこ）の長男として出生した[註1]．父は東京農業大学附属第一高等学校で農業の勉強をしていたが，終戦前に祖父の出生地である島根県美濃郡都茂村に空襲を避けて疎開していた．そこで，農協の職員であった光子と結婚した．当時，若い男性のほとんどが戦争で兵隊に取られていなかった田舎の村で，東京から疎開して村役場で働いていた三男は，村の娘たちにとっては憧れの対象であった．その娘たちのなかでも活発で物怖じしない光子は，毎日のように弁当を作って三男に届けた．それまで，東京で勉強しかしていなかった三男は，少し年上の女性の弁当攻撃に陥落したのだろうか．二人のなれそめを聞いていなかったのが悔やまれる．

　父は生まれつき身体が丈夫ではなかったが，頭脳は明晰であったため，美都村役場の広報や村史の編纂，ハンセン病に罹患し，瀬戸内海の国立ハンセン病療養所長島愛生園で療養生活を送っている村人の世話などをしていた．その父も結核に罹患し，晩年はその治療薬でもろくなった血管が脳梗塞で破れて，1984（昭和 59）年に 57 歳でこの世を去った．その時代の結核療養所（サナトリウム）は山口県の宇部市にあった．母と私は，毎年 1 回都茂村からバスと汽車を乗り継いで療養所のある宇部まで，片道 5 時間あまりかけて見舞いに行っていた．

　当時の結核は不治の病と言われ，結核で療養する父の見舞いに母とともに病院を訪れた私は，感染を避けるためにという理由で，子どもは父のいる病室へ入ることは許されなかったため，病室に向かう母の後ろ姿を見送り，父の顔を見ることもなく，病院の庭で母が出てくるのを一人遊んで待っていた．当時は，そうした光景が日本中のいたるところでみられた．1950 年代から 1960 年代のことである．結核と診断をくだされた人は，感染予防のためサナトリウムに入院し，病気に負けない体力をつくるために，何年にもわたって転地とひたすら栄養価の高い食事をとる療養生活が治療の主要な手段であった．

　それは正体がわかりにくく巨大な力をもっている敵に対し，内なる味方（自己治癒力）の補強のために物資援助（栄養補給）をする持久戦にたとえられる．持久戦が意味をなさない癌のようなしたたかな病いに対しては，占拠された砦を敵ごと撲滅するため，味方もろとも隔離し封じ込める兵糧攻めのような戦術がとられた．強い抗生物質は，巣くった病気の勢いを止めると同時に，宿主である人間に対する副作用も大きい．そうした薬物治療とともに外科的な対処として結核の巣くった側の肋骨を切除する胸郭整形術が成され，その外科治療の影響で肺活量が 400cc あまりに減少した父は，いつもゼイゼイと苦しそうに呼吸していた．父もそうした結核の治療のため処方された強い抗生物質の副作用で血管がもろくなり，最後は脳梗塞で亡くなった．

　今でも思い出すのは，小学生の頃，結核に罹患した者が居る家族に対して年に一度おこなわれていた結核感染検査にまつわる体験である．教師は，私のことを思ってのことであったのであろうが，毎年検査のために午後早引けして学校を出る私に対して，「山根君は結核の感染検査のために午後学校を早引けしますが，山根君は病気ではありませんからね．みんなにうつる病気ではありませんからね．明日からも一緒に遊んであげなさいね」といったようなことを，クラスの子どもたちに念入りに説明していた．そのことが，か

えって子どもたちに不安感をつのらせていたことに気づかずに，教師は毎年家族検査の時期になると，そのような説明を繰り返した．

当時，不治の病とされていた結核に対しては，「学校の花子さん」のような怪談めいた怖い噂話がまことしやかに語り継がれていた．それは，結核に罹患した者やその家族は，ひとの生き血を飲まないと病いが酷くなるため，村に葬式があると死人の血をもらいに行く，しばらく死人が出ない時期が続くと，代わりに池の鯉の生き血をすするというものであった．今なら笑い話で済まされるが，当時は，そうした噂話がまことしやかに語られていたため，本当に嫌でたまらなかった．私が病む人に寄りそう作業療法の仕事に就いたのも，そうした子どもの頃の生活の経験とドイツのノーベル生理学・医学賞受賞者のエールリッヒと梅毒の特効薬サルバルサン（砒素化合物製剤 606 号）を共同開発した祖父・藤七（とうしち）の弟の秦佐八郎（はたさはちろう）の存在が，知らず知らずに影響していたのかもしれないと思う．

私は生まれた村の小学校と中学校を卒業して，隣の益田市にある県立の普通科，益田高等学校に入学し理数系に入れられ，卒業後は，広島大学工学部造船工学科に進学した．なぜそのような道を歩んだのかというと，私も身体が弱かったため，悪戯は好きだが運動が苦手で，本を読むか植物や昆虫を採集したり，工作をしていろいろな物を手作りして過ごすことが多かった．そのせいか勉強することは苦にならず，小学校時代は学校の図書室にある蔵書を百科事典まで含めてすべて読んでしまい，村の公民館にある大人向けの小説などを借りて読んでいた．その頃出版されたばかりの松本清張の『砂の器』を読んだのも小学校 6 年生の時であった．

そのため，ませていたというか，いわゆる田舎の秀才と言われて育った．中学校に上がってからも国語の漢字や社会の歴史の年号のように機械的に記憶することは苦手で，理科や数学のように論理的に考えたり，美術や技術家庭のように物を工夫して作ることが好きだった．中学校に入学したとき，本気で言われたのかどうか不明であるが，数学の教師が「教科書の問題を全問回答したら，その時から学年の終わりまでクラスみんなの授業の邪魔さえしなければ，何をして過ごしてもいい」と言われたのを真に受けて，毎年年度初めの 4 月中にノートに全問回答して答えを書いて提出し，約束通り中学 3 年間，数学の時間は，小説を読んだり，物理の問題を解いたり，読書をして過ごした．

進学した益田高校は，入学時の成績順にクラス分けされ 5 組の副級長にさせられた．1 学年が 6 クラスだったので，入学時の成績は 10 番目ということになるが，その時担任に呼ばれ「山根君，君は成績は良いが他の学生と違って主要科目で点数がいいのは数学と物理だけで，後は美術や技術家庭で稼いでいるので，大学受験では苦労するから国語や英語，社会などの他の主要科目をこれからしっかり勉強するように」と言われた．2 年時に進級するときにも，自動的に成績順でクラス分けされ理数系に入れられ，担任から同様のことを言われた．

中学校時代の英語の先生は，今，思い返せば頭はいいが統合失調症だったようで，毎年夏休みや冬休みの時期になると学校で姿を見なくなり，町の精神科病院に療養を兼ねて入院していたらしいと噂されていた．英語の時間は，「これから柔道の受け身を教える，これは生きる上で大変大切です」と言って，壇上の机の上に上がり，受け身の型を始めるといった型破りの先生だった．私はその先生が好きだったが，英語は上達しなかった．

高校に入学してからは，弓道（和弓）部に入り，2年生のときに昇段試験で初段，3年生で2段を取得し，記憶する学習は相変わらず苦手だったので，大学の入学試験で広島に行く前日まで弓を引いていた．そして大学の入学試験は記憶物の試験は苦手なので避けて，人があまり選択しない地学や倫理社会，政経（教科書もボリュームが少ないため覚えることが決まっていたという理由）などで受験した．学部は，親戚の伯父たちが弁護士か医者を目指して法学部か医学部に入るよう口を酸っぱくして言っていたが，覚えることばかりの法学部や給料がもらえるようになるまで年数がかかりすぎる医学部を避けて，当時花形の職業であった航空学か造船学に決めた．個人的には，いずれも流体のなかで個体が移動することに興味があったからである．最終的には，事故などでエンジンが停止したときに墜落する航空機はやめて，エンジンが止まっても沈没しない，水に浮かぶ船にした．家があまり裕福ではなかった，はっきり言えば貧しかったので，奨学金とアルバイトで生活しなければならないため，実家からできるだけ近くで，必ず合格する国立大学を一校だけ受験し，落ちたら働くことを覚悟した．幸いにも第一希望の，広島大学の工学部造船工学科に合格が決まり，広島での学生生活がはじまった．

1・2 祖父・藤七の弟・佐八郎について

佐八郎は，1873（明治6）年の生まれであるが，岡山大学医学部を卒業し，当時難病であった梅毒の特効薬サルバルサン（砒素化合物製剤606号）をドイツのパウエル・エーリッヒ〔1908（明治41）年ノーベル生理学・医学賞受賞〕とともに開発したことで知られている．佐八郎は小柄であったため，ドイツでは「小さな巨人（Little Giant）」と呼ばれていたという．秦記念館にある佐八郎の式服は，私が着ても窮屈でボタンが閉まらないくらい小さい．この祖父の逸話は幼い頃から聞かされていて，このことも作業療法の仕事に就くようになったことに大きく影響している．

佐八郎〔1873（明治6）年3月23日～1938（昭和13）年11月22日〕は，1873（明治6）年，島根県美濃郡都茂村（現在の島根県益田市美都町都茂）で，豪農・山根道恭とヒデの14人兄弟の八男として生まれる[註2]．素封家とはいえ，山根家では14人もの子らに高等教育を施すのは難しく，佐八郎は14歳の時に姻戚である秦家の養子となった．代々医師の家系であった秦家には当時一人娘しかいなかったために，兄弟のなかで成績が優秀であった佐八郎に白羽の矢がたったのである．その際，「岡山で勉強ができる」と言われたのも，まだ少年であった佐八郎が養子になる決心をした理由の一つと思われる．

私同様，佐八郎は悪戯好きの少年であり，すぐ上の2歳年上の兄，藤七（私の祖父）[註3]とよく遊んだが，乱暴狼藉が過ぎると，空いている大きな酒づくりの樽に放り込まれたり，母・ヒデから「さあさん（佐八郎の愛称），ちょっと来てやんさい」と土蔵に呼ばれ，諭されたという逸話は地元では有名である．

1・2・1 第三高等中学校医学部時代

秦家の養子になった佐八郎は，1891（明治24）年に私立岡山薬学校（現在の関西高等学校）を卒業後，第三高等中学校医学部（現在の岡山大学医学部）に入学した．1895（明治28）年，医学部を卒業し，22歳で秦徳太の長女・チヨと結婚した．約1年志願兵とし

て東京近衛一連隊に入隊し軍務に就いた後，1897（明治30）年，岡山県病院の助手になる．

　当時，医学の最先端はコッホやパスツールに代表される細菌学で，北里柴三郎はそのコッホのもとで破傷風の血清療法を発明し，世界的な名声を博し，東京に伝染病研究所を開設した．教授であった荒木は佐八郎を柴三郎に推薦し，1898（明治31）年，佐八郎は東京の伝染病研究所に入所することができた．佐八郎はそこで細菌学の研究に励み，わが国で初めてペストが流行した際には和歌山県に赴き，防疫に当たった．この時から始まった佐八郎のペスト研究は，ヨーロッパ留学に旅立つ1907（明治40）年まで続いた．8年間にわたる研究のなか，1899（明治32）年11月，日本最初のペストが発生したときに防疫の実務に携わるとともに，ペストに関する十数篇の論文を著し，柴三郎とともに「ペスト予防法」を策定した．後に，エールリッヒが難題の梅毒化学療法の共同研究者として佐八郎を選んだのも，佐八郎が長年に渡って危険極まりないペストの研究と防疫に当たってきた実績を認めたからだった．エールリッヒは「注意深き精緻正確なる君の輝かしい実験なくしては，この好結果を挙げ得なかったであろう．君の協力に対して私は深く感謝するものである」と絶大な謝意を表している．

1・2・2　ドイツ留学

　佐八郎は1903（明治36）年に国立血清薬院部長を兼任しつつ，1904（明治37）年4月，日露戦争で軍医として南満州各地の野戦病院で伝染病患者の治療に当たった．1905（明治38）年，日露戦争が終結を迎え，広島の宇品港外・似島検疫所設置のため召還され，検疫に当たり，帰還兵の防疫をおこなった．この時に佐八郎が考案した真空ホルマリン消毒法は，陸軍式消毒法として広くドイツなど諸外国でも使用された．同年，大阪の陸軍予備病院の伝染病室および細菌検査室に勤務し，除隊後伝染病研究所技師に戻り国立伝染病研究所第三部長になり，この間の働きが認められて1907（明治40）年からドイツに留学することになった．

　柴三郎の支援でドイツ（ベルリン）に留学した佐八郎は，ロベルト・コッホ研究所で免疫を研究し，その後，モアビット市立病院に転じていたところ，当時，化学療法の先駆者だったパウル・エールリッヒ博士が病原微生物の研究者を探していて，ベルリンの万国衛生学会の席で佐八郎が危険極まりないペスト菌を8年も研究していたことを聞き，自らが所長を務めるフランクフルトの国立実験治療研究所に迎え入れた[注4]．エールリッヒは，微生物には親和性を示すが人体細胞には親和性のない毒物があり，そのように微生物を殺し，人体に無害な薬を開発しようと，当時，発見されて間もない梅毒のスペロヘータ・パリーダ（学名・トレポネマ・パリドウム）にねらいを定めていた．

1・2・3　エールリッヒと共同研究

　1909（明治42）年6月，科学者ベルトハイムが合成した砒素化合物製剤606号と名付けられた試料（ヒ素化合物ジオキン・ジアミド・アルゼノベンゾール）は，エールリッヒのもとで，梅毒のスペロヘータを使って実験を重ねていた佐八郎によって，そのすぐれた効果と急性毒性が確認された．エールリッヒは6月10日にこの薬の製造特許を申請し，1910（明治43）年4月，第27回ドイツ内科学会で，エールリッヒは新しい砒素化合物製剤606号の梅毒に対する化学療法の総論を，佐八郎は動物実験を，シライバーおよびホッ

ぺは梅毒患者への臨床治験の成績を共同して発表した.

　1910（明治 43）年にドイツの製薬会社ヘキスト（Höchst）は，この薬をサルバルサン（ラテン語で Salvare は「救う」の意味）と名付け，製造販売を開始した. 同年 5 月 27 日，佐八郎はロベルト・コッホ（Heinrich Hermann Robert Koch）の臨終に立ち会い，その後日本に帰国した.

　日本帰国後，1912（明治 45）年 7 月 12 日，論文「螺旋菌病のヘモテラピー」で医学博士の学位を授与され，1913 年（大正 2）年，国産のサルバルサン製造に協力し，1915（大正 4）年製造に成功した. 1914（大正 3）年 11 月 5 日，北里研究所設立に参画[註5]し，部長に就任する. その後 1920（大正 9）年に，慶應義塾大学医学部教授に就任し，1931（昭和 6）年に，恩師北里柴三郎博士の死去後，北里研究所副所長に就任する. 1938（昭和 13）年 7 月，脳軟化症で慶應義塾大学附属病院入院，11 月 22 日死去した.

1・3 ┃ 広島大学時代

　私が広島大学に入学して 2 年が経過した頃，日大紛争と東大紛争を契機として，全共闘系学生がヘルメットと角材で武装し，大学を占拠して強固なバリケードを構築しストに突入した. 日大紛争と東大紛争において，大学当局は，学園正常化のため機動隊の導入に踏みきった. 東京大学では入試が中止になるなど，その運動は全国に拡がった. 全国の大学で盛んになった大学紛争は当然のように，広島大学にも波及し，1969（昭和 44）年には自治会連合を中心に，広島大学学園紛争問題全学共闘会議が結成され，教育・生活水準の改善を目的とする要求が出され，教養部で学友会の評議会が開催され，交渉が決裂し無期限のストに突入し，教養部教官会は学期末試験の無期延期を決定した. そのため奨学金を受給していた私も奨学金がストップされることになった. 奨学金とアルバイトで学費と生活を工面していた私のような学生にとっては大変な問題であった.

　そうした全国に拡散する紛争のなか，これ幸いとアルバイトや旅行にいそしむ学生もかなりいたが，私たちは学内で自主的な学習会を開いて，問題の解決について話し合った. そうした状況のなかで，作業療法の道に入るきっかけとなる重度脳性マヒ者との出会いがあった.

1・3・1　重度脳性マヒ者との出会い

　当時広島大学の過激な学生運動の主流であった中核派の学生たちが，自分たちの街頭でのアジ演説で，重度の脳性マヒ者を車いすに乗せて，アジ演説の前に並べて，町行く人たちに「君たちはー！この障害者の人たちをー！国がー！どのようにー！処遇しているかー！分かっているのかー！」とアジっていた. それを目にした私は，思わず「君たちは自分たちのアジのためにこういう人たちを使うのは，この人たちに失礼じゃないのか」と抗議した. 中核派の学生には無視されたが，障害がある車いすの人から「確かにあんたが言うとおりだけど，そういうあんたは僕たちがどこでどういう暮らしをしているのか，知っているのか. 今の日本で僕たちの声に耳を傾けてくれる人は，この学生さんたちくらいなんだよ」と言われた.

　そう言われれば，私たちはこのような重度の障害がある人たちに町で出会わなくって

いた．子どもの頃は，知的に発達が遅れている者も，身体に障害がある者も，精神的な病いがある者も，同じ学校に通い，同じ町のなかで一緒に暮らしていたが，1960年代からそうした人を学校でも町のなかでも見かけなくなっていたことに気がついた．当時の首相池田勇人が出した「所得倍増」[註6]により，精神障害がある者はもちろん，障害児・者も関連施設に収容もしくは隔離され，一般市民の目に触れることがなくなったのである．

当然私たちもそういう人たちがどこでどのような暮らしをしているかは知らなかった．「子どもの頃は一緒に過ごしていたが，最近は姿を町のなかで見なくなり，そういう人たちが，どこで暮らしているのか知らない」と伝えると，車いすの男性から，自分たちが暮らしている場所を一度見に来るといいと言われ，後日学生数人で教えられた場所に出向いた．そこは私たちが初めて目にする町から離れたところに建てられていた精神科病院だった．病院で訪問の意図を告げると，学生証などいろいろ調べられた後，何カ所か鍵がかかっている場所を通り，10分弱の訪問が許可された．

そこは50畳ほどの板張りの部屋で，過日私たちに自分たちが暮らしている場所を見に来るように言った車いすの男性や知的に発達の障害があるとみられる人，統合失調症と思われる人たち数十人がいた．板張りの部屋の隅に何カ所か床板に穴がくりぬかれている所があった．車いすの男性は車いすから床に降ろされていて，彼の説明によると，事故（自殺？）防止のためで，床の穴はそこで排泄をするトイレの代わりだという．便器がないのも，事故防止のためと説明された．

「自分たちは」犯罪者でも何でも無いのに，刑務所より酷いところに詰め込まれ，脳性マヒのため何を話しているのか分からない，よく分からないことを言うからと，精神障害と同じ扱いをされている」と語った．さらに，自分たちの知り合いで，こうした施設への入所を断って，自分たちで生活している人たち（「土の会」の人たち）がいるので，彼らと会って欲しい，自分もできれば今のところから出て，彼らと生活を共にしたいが，家族が同意しないのでここを出ることができないと言う．

これが，「土の会」の人たちに出会うことになったきっかけである．

1・3・2 「土の会」の人たちとの出会い

「土の会」の人たちは，広島県の西隣の山口県にある周東町祖生という田舎町で，農協が倉庫代わりにしていた古い農家を，家賃が安いという理由で借り受け暮らしていた．そこに行くには広島駅から電車で山口県岩国市まで行き，そこで岩国と徳山を結ぶ岩徳線に乗り換え，玖珂の駅まで60km，約1時間半から2時間，さらに玖珂から祖生まで路線バスで1時間，徒歩だと2時間弱，広島から合計片道4〜5時間あまりの所にあった．私たちは土曜日の授業が終わると「土の会」を支援することを表明した学生たちで，祖生まで毎週通った．土日と住宅の改装をしたり「土の会」の会員としてそこで暮らしているさまざまな障害がある人たちの生活支援をし，月曜日の早朝，授業を受けるために広島に帰るという日々を送っていた．それは，大学紛争が一段落し授業が始まってからも続けられた．

今だから時効なので話せるが，私たちは，収入は奨学金かアルバイトだけの貧しい学生だったので，往復の汽車賃やバス代が払えなかったため，広島駅で入場券を買って電車に乗り，玖珂駅の一つ手前の無人駅で下車し，そこから祖生まで6〜7kmの登り坂になっている道を歩いて通っていた．そして月曜の朝，祖生からその無人駅までまた歩いて，無

人駅から電車に乗り，来るときに買った入場券を使って広島駅で降りていたのである．

　なんとなく無賃乗車のやましさもなくはなかったが，国の代わりに障害者の生活支援をしているのだから交通費くらい国の税金でみてくれてもいいだろうなどとうそぶいていた．

1・3・3　「土の会」運動

　「土の会」での活動は，『土の宿から「まなびやー」の風がふく』（山根・木村，2009）に詳しく紹介したが，笑いあり，涙ありの連続であった．無賃乗車はともかく，バイタリティー満載の浩子さん（木村浩子さん）註7は，思い立ったことはすぐ実行に移すため，周りにはほとんど事後承諾だった．そのため，周りの者は浩子さんが何か思いつくたびに振り回され，ずいぶん危ない橋も渡った．

　笑い話はともかく，ヒヤヒヤしながら渡った危ない橋のことについて2, 3紹介しよう．浩子さんは自分が生活するために，世界身体障害者芸術家協会の会員として，唯一自由に動かすことができる左足の親指と人差し指で絵筆を挟んで童画や俳画を描いて個展を開いたり，障害者運動に取り組み各地で講演に招かれるようになっていた．そんな生活のなかのある日，下関のデパートで個展と絵の即売会を開くことが決まり，祖生の「土の会」の家から下関まで何人かの「土の会」の人たちと一緒に絵を運ぶことになり，車を貸してくれる人はいるが運転手がいないという．車は誰が運転するのと聞くと，浩子さんは，「ヤ‥ヤマネさん！う‥運転してよ！」，ええっ！自動車教習所に通い始めて仮免をとって路上での実施練習が始まったばかりの私は，それは危険なだけでなく，無免許運転になるからと断った．浩子さんは，それならＩ君に運転してもらうと言う．そのころ，Ｉ君は祖生の農道で「土の会」の人たちの荷物を運んだりしていたが，彼こそ完全な無免許だった．それで，仮免の路上運転練習と理由をつけて教習所の教官の同席もないまま，片道150 km以上ある祖生から下関までの国道を日帰り往復をすることになった．幸い事故もなく検問にも出会わなかったからよかったものの，祖生に帰り着いたときは疲労困憊だった．

　もう一つ，にわとり一羽の話．その日は「土の会」に学生や「土の会」の会員や「土の会」の会員が暮らしていた農協の倉庫だった農家を改修した住宅の他に少し離れた公営住宅を借りて暮らしていたＴさん夫婦，そして遠来の客とで総勢20人近くが集まった．久しぶりの大集合に，浩子さん大奮発．にわとりを一羽近所の養鶏場に注文したという．「ヤ‥ヤマネさん，きょ‥今日ネ，あ‥あのね，に‥にわとり頼ん‥だから，おいしい‥ものつくってくれる？」．どのくらいの量がくるのか聞くと，一羽分との返事．そのころ私は，けっこううるさ型の土の会の自称コック長だったのだ．残りものでもなんでもあるもので，食えるもの，それも食卓に出せるものが作れるという特技をもっていた．「ヤ‥ヤマネさん，嫁さんいらんね」とまで言われた腕前だ．

　ところが配達されてきたのは，両足を藁縄でくくられて虫の息の大きな廃鶏が一羽．近所の養鶏場では卵を産まなくなった廃鶏を格安で販売していたのだ．足を縄でくくられてばたついている鶏を見て，学生たちは誰一人手を出さない．「浩子さーん，にわとりって，これか」と聞くと，まるでにわとりを知らないのかと言わんばかりに，「そ‥それ，に‥にわとり，りょ‥料理してね」．

　成り行きなので，昔，じいさんがにわとりを絞めていたのを手伝ったことを思い出し，学生たちに湯を沸かさせ，火をたかせ，なたと包丁を準備した．コック長の名にかけて傍

目には平静さを装いながら，にわとりの首を落とし血抜きをし，熱湯で羽をむしり，毛焼きをし，やればできるもので，にわとり一羽をなんとかさばいた．その夜は，残酷だとかなんだとか顔をしかめてみていた女性たちも，人の苦労も知らず，うまいうまいと舌鼓．

あれやこれや，「土の会」でのこうしたぶっつけ本番の生活介助は，私が作業療法士になるきっかけになった．素人がただ熱心さだけでおこなっていた生活介助であったからこそなのかもしれない．そうした介護生活のなかで，疲労困憊で倒れる仲間や集まりから抜けていく仲間を見て，思わず「僕たちが身体が自由だからといって，何もかも自由にできると思わないで欲しい．これじゃ，逆差別だ」と，思わず叫んでしまったことがあった．障害がある身にとっては残酷な言葉だったが，このことから，「配慮はしても，遠慮はしない」という，リハビリテーションに携わる者としての生涯の姿勢が決まったのである．

1・4　作業療法養成校時代

そうして重度の脳性マヒの人たちとの出会いに始まり，さまざまな経験のなかで，働きながらボランティアとして「土の会」運動に携わりながら，30歳を前に作業療法の道に入ることにした．作業療法士になろうと決めたきっかけは，「土の会」の人たちが，次第に変形拘縮する手足に対して筋腱切除術を整形外科医から提示され，みんなが，手足の筋腱を切除すると手足がぶらんぶらんになって，金属の補助具をつけられロボットのようになるので，そんなのは嫌だ，どんなに手足が変形しても，歩き方がおかしくても，自分の手足を使って生活したいと手術を拒否したからだ．

筋腱切除術を提示する整形外科医に対して，みんなの気持ちを伝え，意見を述べたとき，「これがこのような人たちに対するもっとも優れた対処で，君たちのような素人が口を挟むことではない」と言われ，この人（手術が必要と言う整形外科医）たちと対等に意見を交わす医学的知識や理論をもつ必要があると痛感した．仲間の何人かは医学部医学科の再受験をした者もいたが，30歳前にして家族を抱えていた私は年齢的にも経済的にもそのようなゆとりはなかったので，いろいろ調べ，リハビリテーションという道があることを知り，当時生活していた近くに3年間でそうした専門職の国家試験の受験資格を取得できる専門学校があることを知った．それが当時の厚生省立近畿リハビリテーション学院だった．

1・4・1　養成校見学と受験

とにかくどのような学校で何を学ぶのかを知るために，その学校を見学に行った．その年の試験は，年明けの1月に受験申込みの締め切りがあり，2月に入学試験があるということだった．試験まで2か月しかなかったが，とにかく試験を受けてみるしかないと思い，その足で本屋に行き，受験科目に関連のある参考書を一式買い（英語，古典を除く国語，数学，社会全科，理科は選択だったような気がする），その足で，家具屋に行った．なぜ家具屋かというと，それまで自分の机を買ったことがなかったので，受験勉強するのなら自分の机（ライティングビューローのついたもの）が欲しいという理由からであった．

しかし，リハビリテーション学院の受験が迫った数日前，父が脳梗塞で倒れた．母から連絡があり，受験を取りやめ帰省しようと母に話したら，母が「これまで大学受験も何もかも，家が裕福じゃあないのと，お父さんが病気のせいで，あんたは自分がしたいことを

いつも我慢してきたんじゃけぇ，この試験は受けた方がええ．今あんたが帰ったからゆうて，お父さんが治るわけじゃあないけえね．試験を受けてから帰えりんさい．あんたが勉強したいことは，お父さんの病気に役に立つことらしいから」と母に言われた．まだリハビリテーションということが世の中に知られていなかった時代である．

マッサージ師が運動療法

　その父も入院した島根県益田市の日赤病院で入院中に二度脳梗塞を再発し，最後は治療不可能ということで自宅に帰された．そうして，自宅療養中に 57 歳でこの世を去った．入院したときは，まだ新聞も読め，会話もできていたのに，退院を迫られた 1 年後には，自分で立つことも歩くこともできず，口がきけないばかりか，異食や弄便行為などが見られるほど，身体機能も認知機能も低下していた．当時の日赤病院のリハビリテーションは，針灸あんまなどをおこなうマッサージ師が，運動療法と称して担当していた．息子がリハビリテーションの専門学校に入学したらしいということを聞いたマッサージ師が，悪気無く（ただ知識が無いだけであったが）熱心に，肺結核で肺活量が 400 cc あまりしかない父に負荷運動をさせたことが，再発作の原因と思われる．筋力低下に対する運動療法の目的で手足に負荷をかけていたと後から聞かされた．

　私はまだ入学したばかりで，どのようなことが父の症状に適切なリハビリテーションになるのか分からず，熱心に関わってくれるマッサージ師に感謝すらしていた．その時少しでも父の病いやそれに対するリハビリテーションの知識があったならと，今でも悔やまれる．

　脳性マヒ者や父の病いのことなどが，私の作業療法の仕事の背景に強くある．二度と同じような不幸な人を作りたくないという思いが．

教員は片言の日系カナダ生まれ

　欧米からの作業療法士教員の指導のもとに，日本に最初の作業療法士養成校が誕生したのは，1963（昭和 38）年 7 月である．そして 3 年後の 1966（昭和 41）年 9 月，22 名の日本人初の作業療法士が誕生し，作業療法士による職能団体日本作業療法士協会が発足した．日本の作業療法士教育は，欧米から招聘した作業療法教員と東大の看護科を卒業した優秀な人たちを数名アメリカに送り，アメリカで作業療法士の資格を取得させた教員で開始された．行政主導で開校した作業療法士養成校の第一期生が卒業するときに国家試験ができるように，法の整備と教育指導がおこなわれた．

　私が作業療法の養成校に入学したのは 1979（昭和 54）年 4 月で，講義が始まったが，そのような時代であるからリハビリテーションのテキストは，アメリカの Willard and Spackman's Occupational Therapy の訳本以外はなく，日本語のリハビリテーションのテキストは作業療法士以外の外科医や精神科医が書いたものしかなかった．私が受けた授業は，日本人の先生は真面目な方であったが，テキストの要点を板書し，学生はそれをノートに写し，試験はその板書と同じものを一言一句誤りなく書くというものであった．そして日本の教員不足を補っていたのがアメリカの作業療法教員．私たちの学校には日系カナダ人の女性教員だった．テキストはもちろん Willard and Spackman's Occupational Therapy の要約（英語）で，最初はたどたどしい怪しげな日本語を使っているが，しばらくす

ると英語になる．テキストも教員の話す言葉も英語という授業が続いた．

1・4・4　指導者がいない実習施設

　そんな授業を受けて，実習に出ると実習地には作業療法の指導者がまだいなくて，他の職種から施設紹介をされるか，作業療法士がいたとしても卒後間もない若い作業療法士という状態だった．私が実習に行った身体障害領域のスーパーバイザーは，卒後2年目の若い女性の作業療法士だった．理学療法士は当時は作業療法士の倍くらいいたが，多くは，作業療法士・理学療法士が誕生したときに，それまで整形で理学療法担当として働いていた針灸・あんま師が，3か月程度の講義と試験を受けて理学療法の資格を得た特例の人たちだった．

　私が実習に行った大阪労災病院も大変大きな病院でリハビリテーションも熱心に取り組んでいる病院だったが，作業療法の指導者は卒後2年目の若い女性で，理学療法は特例の5，60代の方を中心に専門学校を出た理学療法士が数人いた．そういう実習病院で実習が始まって数日したときに，私の養成校のあの真面目な先生が私の実習に対して理学療法部門からクレームがあるという理由で呼び出された．

　クレームというのは，私が読んでいた本が，実習中に学生が読む本としてはふさわしくないということだった．私は実習は真面目におこなっていたので，休憩の昼休みはどう過ごしてもよいと思い，関心のあった精神分析の資料を見ていた．それが身障の実習に来ている学生としてふさわしくないということが，養成校の先生が呼び出された理由だった．年輩の特例の理学療法のスタッフからそのように言われて，若い作業療法士の女性は困って養成校の教員を呼んだのである．呼ばれた先生も真面目な方だったので，「山根君，理学療法の先生から身障の実習中に読む本として適切でないという話が出ているようなので，別な本にしてはどうか」と言われた．私は，昼休みに何を読もうと，実習はきちんとおこなっているので，何を読んでもいいのではないかと，その先生の提案を受け入れなかったので，作業療法士の先生や養成校の先生を困らせた．

　しかし，後日分かったことであるが，読んでいる本がふさわしくないというのは口実で，実際は，私が理学療法部門の見学で温熱だけして理学療法の点数請求をしている場面を見て，悪意無く「この温熱の後はどのような治療をするのですか？」と聞いたことがよくなかったらしい．どうも，理学療法として温熱だけで請求していることを，学生が生意気にも非難したと受け取られたようだ．さらに理学療法と平衡して針治療を積極的に研究している医師が針の効果についてどのように思うかと特例の人の前で聞かれたときに，特例の理学療法士の人たちは十分答えられなかったが，実習生である私が，針そのものの効果というより，身体に針という異物が入ったため，生体の防衛反応として生理的機能が高まることが筋の疲労快復によいのではないかと思うと答えたことが，特例の理学療法士の方たちの面子をつぶすことになったらしく，お気に召さなかったようだと，後で若い理学療法士から聞かされた．本当に，今になって思えば馬鹿らしいことであるが，当時は実習地も実習内容もそのような状態であった．

　そして，精神科領域の実習は，当時精神科リハビリテーションのメッカと言われていた山梨県の日下部病院を希望した．他の領域はどこでもいいが精神科領域は日下部病院に行きたいと希望したら，他の学生はみんな，あそこは厳しくて「地獄の日下部，魔の山角」

と言われているような病院なので，誰も行きたくないからどうぞと言われた．

地獄の日下部，魔の山角

　大阪から，精神科の実習地である山梨県まで，初めての県外の実習に胸を弾ませて出かけていった．その時はまだ，そこが自分の作業療法の原点になろうとは思いもしなかった．そこは私の生涯の師，心のなかのスーパーバイザーとなった松井紀和先生[註9]が病院長で，日本で唯一作業療法部門に作業療法士を部長（冨岡詔子作業療法士）とし，数名の作業療法士を雇用し，音楽療法やさまざまな療法を包括的に実践していた．

　日下部病院の実習の特徴は，職種を超えた合同研修会と作業療法に関しては病院長と作業療法部長と担当作業療法士のスーパービジョンがそれぞれ2週に一度おこなわれることだった．厳しいというより，手を抜けないいずれも毎回が真剣勝負のようなものだった．そのため，ついて行けなくなって実習途中でダウンしたり，月曜日の朝になると病院に出てこない学生が実際にいた．

　職種を超えた合同研修会は，患者の了解を得て，カルテから簡単な背景を要約したものが紹介され，研修に来ている者全員の前で担当医が診察と同じ形式で患者に面接し，私たち研修に来ている者は，その担当医の患者との面接から，担当医師が面接した患者を評価し，研修に来ている者は自分の職種として，治療目標・計画を考えて，一人ひとりが全員の前で発表するというものだった．これは大変だったが勉強になった．それぞれの職種の目の付け所の違いがよく分かり，この経験が臨床に出てからの他職種との連携でずいぶん役に立った．

　作業療法の実習生に対する院長のスーパービジョンは，病院に隣接されていた院長宅で夕方その日の実習が終わってからおこなわれた．実習生全員が集まり，一人ひとりに対するスーパービジョンが全員におこなわれた．スーパービジョンは実習生全員の終わるまであったので，終わるのはいつも夜の2時，3時になった．一人がスーパービジョンを受けているときは，他の学生はスーパーバイザー（院長）とスーパーバイジー（学生）のやりとりを逐語録的にメモし，スーパービジョンを受けた学生に渡すというものだった．スーパービジョンを受けている間は，受けている学生は緊張して自分がスーパーバイザーにどのような受け答えをしたのか客観的には覚えていない．そのため，他の学生からのメモは大変役に立った．そのスーパービジョンが終わった日は，学生はそのまま院長宅の広間で雑魚寝し，翌朝は8時までに病院に出勤し，スタッフが出勤してくる前にトイレやスタッフルームの掃除をすることになっていた．この掃除は日曜を除き毎朝の日課でもあった．

　作業療法部長のスーパービジョンは，作業療法士になるために実習に来ている学生としての，実習の進み方や患者との対応など，作業療法全般にわたる包括的なもので，担当スーパーバイザーのスーパービジョンは，担当患者に対する学生としての具体的なかかわりに対するものだった．これらはいずれも力動精神医学に基づいたもので，こうした密度の濃い実習が2か月間続く．それが，「地獄の日下部」の所以である．

　もう一つの実習地「魔の山角（やまずみ）」は，今は亡くなられたが，後に金沢大学医療技術短期大学部設立の折に精神科領域の作業療法担当教員に就任された先生が作業療法部門のスーパーバイザーをされていたところで，独特の作業療法を実践されていた．それは，作業療法のセッション中は，スタッフも学生も個人の対人的影響が患者に及ばないようにという

理由で，作業の手順以外，患者には一切話しかけることが禁止され，患者が実際に作業をおこなった稼働時間をストップウォッチで計測し，その時間内に，課題作業がどの程度おこなわれたかで患者の回復程度を客観的数値として捉えるというものだった．課題作業は段通註10と言われる織物の一種で，作業量が分かりやすいが，2か月間の実習中，ストップウォッチで患者の稼働時間と作業量を記録しレポートを作ることとそのレポートに対する指導の厳しさから「魔の山角」と呼ばれるようになったとか，町外れにあるその病院に向かう山道で怪しいものが出るなど，学校の怪談話「トイレの花子さん」のような噂話もあって，「魔の山角」と言われていたようである．

「地獄の日下部，魔の山角」いずれにしても，まだ精神科領域の実習地がなかった時代のことである．私たちはそうした虚実織り交ぜられた噂のある病院で，厳しい実習をしてきた．

参考文献

・秦八千代（1904）．秦佐八郎小伝　復刻版．美都町教育委員会．
・鈴木　昶（2013）．日本医家列伝．大修館書店．
・福田眞人，鈴木則子編著（2005）．日本梅毒史の研究．思文閣出版．
・モートン・マイヤーズ著，小林　力訳（2010）．セレンディピティと近代医学．中央公論新社．
・岩田健太郎（2015）．サルバルサン戦記　秦佐八郎　世界初の抗生物質を作った男．光文社新書．
・山根　寛，木村浩子（2009）．土の宿から「まなびやー」の風がふく．青海社．

*1　父・三男，母・光子の長男として出生

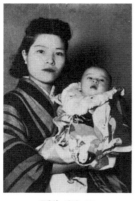
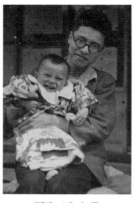
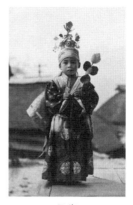

誕生 60 日
母に抱かれて

誕生 10 か月
父に抱かれて

5 歳
村の七五三

*2　現在の山根家の本家

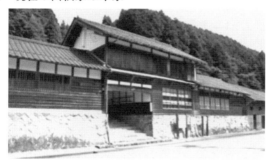
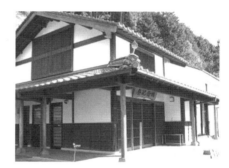

秦記念館

　山根家は清和源氏の末裔で，中国山脈の奥深く逃げ隠れた平家を追って山陰の日本海沿岸まで来て，平家を討ち滅ぼすことができないため都に戻ることもできず，そのまま住み着いた．中国山脈の麓（山の根元）ということで，山根と名付けた荘園を築いた．写真は今も残っている山根家の本家の門であるが，この建屋で奉公人たちが寝泊まりし，小作人らが養蚕をおこなっていた．道路からすれば一階，本家の居宅からすれば地階に当たる石垣のなかには，牛や馬が飼われていた．この門を入ったら中庭を隔てて，その奥に本家の住まいがあり，現在はその中庭の一角に秦記念館が建てられ，佐八郎が使用した医療器具や実験器具などが展示されている．

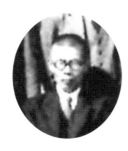

*3　祖父・藤七（佐八郎の兄）
　藤七は 14 人兄妹の 7 番目の生まれだから藤七と名付けられ，佐八郎は 8 番目に生まれたから佐八郎と名付けられた．藤七も佐八郎と同じように勉強が好きで，漢文学者として大韓民国で教育に従事し，多くの韓国民から慕われていた．帰国時に韓国民から贈られた民芸品が私のおもちゃになっていた．

*4　エールリッヒと佐八郎
　パウル・エールリッヒ〔Paul Ehrlich, 1854（安政元）年 3 月 14 日-1915（大正 4）年 8 月 20 日〕はドイ

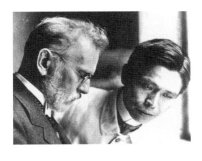

ツの細菌学者・生化学者．「化学療法（chemotherapy）」という用語と「特効薬（magic bullet）」という概念を初めてもちいた.

プロイセン王国ニーダーシュレジエンのシュトレーレン（現在のポーランドドルヌィ・シロンスク県ストシェリン）でユダヤ系ドイツ人の家庭に誕生する．ライプツィヒ大学の医学生であった頃から微細な組織への染色に興味をもち，学術論文"Beiträge zur Theorie und Praxis der histologischen Färbung"の中でその一端をあらわす．1878（明治11）年から1883年にかけてベルリン大学でフレリヒスについて内科学を専攻し，1885年にK.ゲルハルトの助手をへて，1889（明治22）年に同大学講師，1891（明治24）年に伝染病学助教授となる．1890（明治23）年にそれまでの臨床教育と大学教員資格論文"Das Sauerstoffbedürfnis des Organismus"（1887年）が認められ，ロベルト・コッホの研究室に招かれた．1892（明治25）年に母子免疫（母乳に含まれる免疫）を発見．ベルリン郊外シュテーグリッツに私立血清研究所を設立し，1896（明治29）年に公立となった同研究所の所長となる．結核の療養のため2年間をエジプトで過ごした後，友人のエミール・アドルフ・フォン・ベーリングとともにジフテリアの研究をおこない，「側鎖説」へのヒントを得る．1899（明治32）年から1915（大正4）年にかけてフランクフルトの実験治療研究所所長，1904（明治37）年にゲッティンゲン大学名誉教授，1906（明治39）年にゲオルク・シュパイアー化学療法研究所長などを歴任．1908（明治41）年にイリヤ・メチニコフとともにノーベル生理学・医学賞を受賞．

1940（昭和15）年には彼の自伝的映画「偉人エーリッヒ博士（Dr. Ehrlich's Magic Bullet）」がアメリカで公開された．当時はナチス政権下であったため，ドイツには知られないように上映された．

血液学・免疫学・化学療法の基礎を築いた独創的な研究者であり，細菌学や医化学方面に数多くの新技法を考案した．150余篇の論文は多方面にわたる．

はじめは血液染色に着目し，アニリン色素による生体染色へと研究を発展させ「血液脳関門」の存在に最初に気づく．ついで免疫学の研究に移り，植物性蛋白毒素リチン・アブリン・ロピンの実験をはじめ，抗原抗体の特異性とその量的関係を明らかにし，有名な側鎖説をたてた．

のちトリパノソーマに対するトリパンロートの発見（1904年）や種々の化学療法剤の研究があり，1906（明治39）年に眠り病への特効薬となるアトキシルの構造式を発見した．1910（明治43）年には彼の研究所で日本の医学者・秦佐八郎が実験を担当していた梅毒治療剤サルバルサン（606号）の発見を導いた．エーリッヒは佐八郎を高く評価し，「注意深き精緻正確なる君の輝かしい実験なくしては，この好結果を挙げ得なかったであろう．君の協力に対して私は深く感謝するものである」と絶大な謝意を表している．

＊5　北里柴三郎

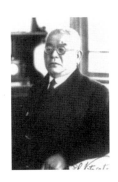
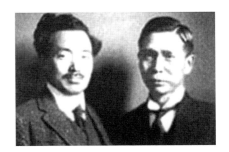

北里研究所時代に北里柴三郎の下で，佐八郎は同期生であった野口英世とも交流があった．

柴三郎は，肥後国阿蘇郡小国郷北里村（現在の熊本県阿蘇郡小国町）で，父・惟保，母・貞の四男四女の長男として1853（嘉永6）年1月29日に生まれた．8歳から2年間，父の姉の嫁ぎ先の橋本家に預けられ漢学者の伯父から四書五経を教わり，帰宅後は母の実家で，儒学者園田保の塾で漢籍や国書を学び4年を過ごした母の家系が武士の出身であることから，柴三郎自身も武術を得意とし軍人を目指していたが，両親は

軍人ではなく勉学を好んでいたこともあってか，父に熊本に遊学を願い出，1869（明治2）年細川藩の藩校時習館に入寮，翌年7月藩校時習館が廃止されたため，熊本医学校に入学．その教師マンスフェルトの出会いが柴三郎自身の人生を変えることになった．顕微鏡からみえる小さな世界……微生物の世界へのめりこみ，本格的に医学に目覚めることとなった．特別に語学を教わり，3年間在籍したが，2年目からは通訳を務めている．

　1875（明治8）年22歳のとき，マンスフェルトのすすめにより熊本を離れ，東京医学校（現・東京大学医学部）へ進学したが，在学中よく教授の論文に口を出していたため大学側と仲が悪く，何度も留年した．しかし，在学中「医者の使命は病気を予防することにある」と確信するに至り，予防医学を生涯の仕事とする決意をし，「医道論」を書いた．その後，長与専斎が局長であった内務省衛生局へ就職．1883（明治16）年に医学士となる．学位を取得して，ドイツへ留学し，そこで，コッホのもとで細菌学を学ぶようになり，1889（明治22）年に世界初，破傷風菌の純粋培養をした．帰国してからは，福沢諭吉，森村市左衛門らの協力で研究所を設立した．1931（昭和6）年6月13日，78歳のときに脳溢血で自宅で亡くなった．

　日本の医学者・細菌学者（従二位・勲一等旭日大綬章・男爵・医学博士）．私立伝染病研究所（現在の東京大学医科学研究所）創立者兼初代所長，私立北里研究所（現在の学校法人北里研究所）創立者兼初代所長ならびに北里大学学祖，慶応義塾大学医学科（現在の慶應義塾大学医学部）創立者兼初代医学科長，慶應義塾大学病院初代病院長，日本医師会創立者兼初代会長．

　「日本の細菌学の父」として知られ，ペスト菌を発見し，破傷風の治療法を開発するなど感染症医学の発展に貢献した．

＊6　池田勇人の「所得倍増計画」

　1960（昭和35）年に池田内閣の下で策定された長期経済計画．日本の経済史においては，1955（昭和30）年から1973（昭和48）年までを高度成長期あるいは高度経済成長期と呼び，この間，日本は年平均10%という驚異的な経済成長を遂げた．1960（昭和35）年に首相に就任した池田勇人は「国民所得倍増計画」を打ち出し，国民総生産（GNP）を「10年以内に26兆円に倍増」させて，国民の生活水準を西欧先進国並みに到達させるという経済成長目標を設定し，内政と外交を結びつけることで，完全雇用の達成と福祉国家の実現，国民各層間の所得格差の是正を図ることを目指した．さらに減税，社会保障，公共投資を三本柱として経済成長を推進させた．

　この“高度経済成長政策”の理論的骨格は，1957（昭和32）年頃から，池田の指示を受けた下村治たち池田のブレーンが，ケインズ的思想を初めて導入して，日本経済と国民生活がこれからの10年間にどこまで豊かになれるかという潜在成長力の推計から練り上げたものが“大元”である．この経済成長政策に“月給二倍”，“所得倍増”という考えが池田の頭にすでにあったとする文献もあるが，池田がはっきり，“倍増”という発想を明確にしたのは，読売新聞1959（昭和34）年1月3日付朝刊に掲載された一橋大学教授の中山伊知郎の短いエッセイを読んだのがきっかけという．見出しの“賃金2倍”の言葉が池田の心を捉え，月給が2倍になるという具体的なイメージを，理論とは別の「そうならざるを得ない」といった展開性をもった構想を高めていったものと思われる．

　池田は1959（昭和34）年2月22日に郷里広島の演説会で「月給倍増論」を初めて口にした．同市に宮澤喜一，大平正芳，登坂重次郎が集まった際に，池田が「月給倍増はいかん．月給というと給料取りばかりが相手だと思われる．“所得倍増”にしよう」と言ったといわれ，“所得倍増”というフレーズが生まれたものと見られている．

　広島からの帰途，大阪に立ち寄り，100人余りの関西財界人の前で再び「月給倍増論」を唱えたが「春闘を控えて，いたずらに労働者側に甘い期待を抱かせることになる」「月給を二倍にすると，必ずインフレになる．無理に生産力を伸ばせば，輸入が激増し国際収支が大幅赤字になる」といった反対論が噴出し，池田は誤解を解く必要があると思い，帰郷後3月9日の『日本経済新聞』朝刊「経済時評」の欄に「私の月給倍増論」と題する小論を発表した．内容は「いま月給をすぐ二倍に引上げるというのではなく，国民の努力と政策のよろしきをえれば生産が向上する．せっかく力が充実し，国民経済が成長しようとしているのに，これを無理に抑えている．いま日本でインフレの心配は少しもない」というようなものだった．この議論は大き

な反響を呼び，「国民総生産（GNP）」という経済用語が，初めて政治家によってマスメディアに持ち出されたといわれる.

　1960年代に入ると高度経済成長を背景に，国民年金法に基づく無拠出制の福祉年金の支給が開始され，一般就労への促進を図る身体障害者雇用促進法（1960年）が制定された. しかし反面，援護施設を中心にした精神薄弱者福祉法（1960年）が制定され，障害種別ごとの施策が展開され，知的障害者等の入所施設の増加など，終生保護に対して起きたノーマライゼーションの思想や脱施設化へ向かう世界的動向とは相反する施策がとられた.

　障害児教育も障害のない子との分離別学のままで，文部省が1961（昭和36）年に出版した「わが国の特殊教育」においても「普通の学級の中に，強度の弱視や難聴や，さらに精神薄弱や肢体不自由の児童・生徒が交じり合って編入されているとしたら，…（中略）…学級内で大多数を占める心身に異常のない児童・生徒の教育そのものが，大きな障害を受けずにはいられません」と当時の考え方が率直に記されている.

　精神障害については，医療金融公庫法が施行（1960年）され，すでに始まっていた私立精神科病院設立の動きを助長した. 改正刑法準備法案（1961年）が出され，精神衛生法改正により措置入院国庫負担率が引き上げられた（1961年）. 精神衛生法（1950年）がライシャワー事件を契機に改定（1965年）され，以後，精神病床も世界に類をみないほどに増加の一途を辿ることになり，WHOはクラーク勧告により日本の閉鎖的収容主義的な精神医療の在り方を非難した（1968年）.

　1970年代に入ると，1960年代に展開された諸施策について施策の基本を示す心身障害者対策基本法（1970年）が制定されたが，その目的は発生の予防や施設収容等の保護に力点を置くものであり，精神障害者は除外されたままであった.

＊7　木村浩子と「土の会」

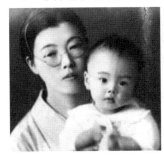
母・喜美子と

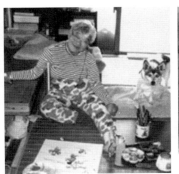
足指で絵を描く木村浩子

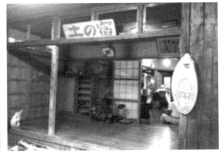
沖縄土の宿

　山口県出身1937（昭和12）年10月15日満州生まれ. 3歳のときに脳性小児マヒにかかり，以後17歳まで寝たきりの状態が続いていた. 戦争で父が亡くなり，戦況が厳しくなってきた頃「ここに障害者の子どもがいるだろう，有事のときは邪魔になるから親の手で殺せ」と青酸カリを渡された浩子の母・喜美子は7歳の浩子を背負って山の中へと逃げ，人目を盗んで暮らすこと3か月，ようやく終戦を迎え，生き延びることができたという. こうした体験が浩子の原点となっている.

　13歳のとき母が亡くなり，山口の養父母と祖母のもとで暮らす. ある人の指導で，17歳になって初めて立ち上がることができるようになった.

　1965（昭和40）年，28歳のとき，山口県周東町祖生の公営住宅（農協が倉庫代わりにしていた古い農家）を借りて，自立生活を始める. 1967（昭和42）年，世界身体障害芸術家協会の正会員になる. 1970（昭和45）年，文香誕生，離婚.

　1975（昭和50）年，山口県で「土の会」および「土の会実生活訓練所」を創設. 短歌・絵と積極的に学び，わずかに動かせる左足の親指と人差指を使って，土に一番近い野生の草花や，人間の優しさをふっと感じさせる童画，俳画を主に描く傍ら，1978（昭和53）年，山口県萩市に，障害者の泊まれる民宿「土の宿」

を創設.

1983 (昭和 58) 年, 沖縄・伊江島に移り住み, そこで出会ったのが「沖縄のガンジー」と称されている伊江島の農家だった阿波根昌鴻 (あはごん しょうこう) [註8] だった. 戦後, 伊江島では多くの農家が長年耕してきた土地を米軍に強制収容され, 最大で島の土地の 2/3 が取り上げられた. 阿波根は「人が生きるためには土地が必要だ」と訴え続け, 土地の返還を求めて先頭に立っていた. その阿波根が, 浩子の思いを支援するため, 自らの土地を譲ってくれ, それが,「沖縄土の宿」の出発点となった.

そうして浩子は民宿「沖縄土の宿」を設立し運営しながら, 平和運動や障害者運動に積極的に取り組む.「伊江島は戦争の激戦地でもあって, 沖縄問題を縮小したような島. それをじかに触れたいと思っていたし, 痛みとか悲しみとか忘れてはいけない」と浩子は言う.

現在, 沖縄・伊江島に住み, 民宿経営をしながら, 海外を含め各地で個展を開いたり, 各地で講演をして平和を訴え続けている. 1990 (平成 2) 年, オーストラリア・アデレードに「オーストラリア土の宿」を設立. 1985 (昭和 60) 年『わらべその詩』(詩画集) を自費出版. 1995 (平成 7) 年『おきなわ土の宿物語』(小学館) を出版.

1997 (平成 9) 年, 海外での個展のため『わらべその詩 英語版』("WARABE" VERSES) を自費出版.

＊8 阿波根昌鴻 (あはごん しょうこう)

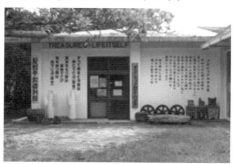

阿波根反戦平和資料館入り口

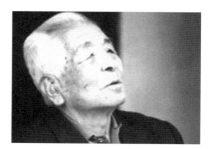

沖縄のガンジー 阿波根昌鴻

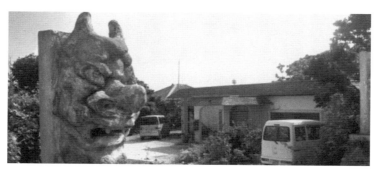

阿波根反戦平和資料館全景

伊江島は太平洋戦争で, 米軍が沖縄で最初に攻撃した島. 敗戦後の 1954 (昭和 29) 年, 米軍は, 伊江島の西崎区と阿波根さんの土地がある真謝 (まじゃ) 区で, 基地建設のために農民に立ち退くよう命令. 農民は反発したが, 米軍は容赦なくブルドーザーで畑をつぶし, 農民はテント生活を強いられ餓死も出た. 農耕を強行すれば米軍に逮捕され, 何度陳情しても琉球政府は無力. 農民の憤怒は膨れ上がるばかりだった.

その中で, 運動の先頭に立つ阿波根さんは徹底した非暴力で米軍と闘おうと決めた. 1955 (昭和 30) 年 7 月, 土地を奪われた真謝区の住民は, 区民が生きるには「乞食になるしかない」と決意, 窮状を訴えるために沖縄本島を 7 か月間かけて 20〜30 人で歩く『乞食行進』を敢行した. プラカードには「乞食するのは恥であるが, 武力で土地を取り上げ, 乞食させるのは, 尚恥です」と書かれていた.

阿波根さんたちは米軍に会うと丁寧に挨拶し，穏やかに話しかけ，土地の返還を求めた．米軍と対応するときは，手を上げれば示威行動になるから決して耳から上に手を上げなかった．そして，相手が鬼であっても自分たちは人間として接しようと決めたという．その結果，島の67％を占めていた基地は徐々に返還され，32％にまで減り，その土地もやがては返還するとの約束にまでこぎつけた．

母国である日本の政府からここまで虐げられるとは沖縄の伝説的な反戦地主，誰もが共に働き，学び合う場として設立した法人．現在は阿波根さんの養女で，生涯の秘書として最後まで行動を共にした謝花さんが，わびあいの里代表理事を務める．

＊9　松井紀和

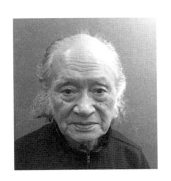

1955（昭和30）年，東京武蔵野病院において音楽療法を開始．1957（昭和32）年よりソシオメトリーを応用した集団力動の研究を開始．1958（昭和33）年10月「精神分裂病集団における対人関係の研究」で学位取得．1959（昭和34）年，山梨日下部病院に赴任後は，力動精神医学に基づく精神療法，集団力動の他，作業療法，音楽療法，心理劇等に力を注ぎ，病院精神医学会，芸術療法学会等で活躍．1987（昭和62）年11月，日本芸術療法学会学会賞受賞．1977（昭和52）年，日本臨床心理研究所を開設してからは，全国向けのセミナー，音楽療法セミナー，グループダイナミックスセミナー，看護と活動療法のための力動精神医学セミナー等を毎年主催し，その講師，コーディネーターとして尽力しているほか，年間を通して，精神分析研究会，活動療法研究会も主催．その他，山梨県内精神保健関係の地域活動，全国各地での幅広い講演活動をしている．日本臨床心理研究所は，心の健康相談・心理検査・発達療育支援などをおこなう民間相談機関で，発達療育支援については発達に問題を抱えていたり，心や行動に悩みを抱えている方を対象に，研究所のスタッフである精神科医・臨床心理士・音楽療法士が，心理的援助や発達療育支援をおこなっている．
支援には，カウンセリング・心理検査・個人音楽療法・遊戯療法・集団音楽療法（5名程度）などがある．その他，幼児〜高齢者，認知症ケア，精神科領域，ターミナルケアまで，それぞれの専門知識をもった音楽療法士スタッフが音楽療法をおこなっている．

＊10　段通（だんつう）
模様のある厚手の敷物．じゅうたんよりも小型で部分敷きにするものをいうことが多い．中国語「毯子（タンツ）」から転じたもので，中国・インド・ペルシア（現イラン）などで作られ，日本には毛氈（もうせん）とともに中国から伝えられた．鍋島（なべしま）緞通，堺（さかい）緞通などが知られる．ペルシャ絨毯はイラン製の手織りで，段通は中国製のじゅうたんをいう．ペルシャ絨毯は縦糸と横糸を完全に結んで作られるため，結びがしっかりしていて，踏めば踏むほど結び目がしっかりしまって強くなり，古ければ古いほど良いと言われている．段通は横糸を縦糸に通すだけで結んでいないので，しばらく使うと，結びが外れ絨毯のあちこちに穴があいたような状態になるため，長持ちはしないとされる．

2

作業療法
こと始め

なぜ作業療法を

　「土の会」の運動で，生活訓練をする家があるといいねという話は時々出ていたが，ある日木村浩子さんが帰ってきて，いつになく嬉しそうに「あ‥あのね‥，家ができるよ！作ってくれるって！」いつものような唐突な切り出しに，家ができるって？　作ってくれるって！　誰が作ってくれるの？　みんなの頭は混乱．よくよく話を聞くと，自分たちは生活訓練ができる家が欲しいという浩子さんの話を聞いて，それなら自分たちが作ってあげようという人がいて，どんな家がいいのかということになり間取りとか仕様を話して，契約書にサインしてきたと契約書の写しをみんなに見せてくれた．

　それは建築契約の写しで，前金として浩子さんのお父さんが残してくれていた 300 万円を支払い，残金は銀行から借りて支払うという内容だった．1970 年代の建築価格からすると 3 倍から 5 倍くらいだから，300 万円というのは今のお金にして 1,000 万円から 1,500 万円くらいだろうか．残りの半額 300 万円，銀行で借りても誰が払うのか，とても無理だろうということになった．とりあえずどういう契約なのか家を建ててくれると言ったところに聞いてみることになり，家を建てる契約をした建築業者に契約内容を詳しく聞くことにした．業者は，家を早く建てて欲しいとの希望（もちろん浩子さんの）なので，契約金で材料の仕入れをすでに発注したので，今から建てるのを止めるといっても，契約金は材料の仕入れで支払ってしまっているからもう手元にはないという話だった．

　みんなで検討した結果，みんなで働いて返済するしかないということになった．僕は就職先（瀬戸内海にあった日立造船の因島工場）が決まり，就職先から大学院の学費をもらって大学院に進学することになっていた．広島なら「土の会」と関わりながら働くことができると考えたからである．しかし，生活訓練所の支払いをすることになると進学は無理なので，就職先の日立造船にその事情を話したら，それなら大阪の本社工場（当時大阪の堺市の埋立地に大型船の造船所があった）で船の性能設計を担当するように言われた．それで大学院進学を止めて大阪で働くことになった．他の仲間たちもそれぞれ自分が働けるところで働いて月々いくらかずつ返済することになった．

2・1・1　秋の昼下がり，公団住宅のブランコで

　そんないきさつで大阪で働くことになってから，しばらくは会社の独身寮で生活し，寮費と食事代と少しの飲み代以外を返済のため仕送りに充てるという生活が続いた．そうしていろいろいきさつがあり，結婚して堺市の公団住宅で暮らし長男が産まれ，銀行への返済も目処がついた頃のことである．公団住宅の公園で長男を膝に乗せてブランコをしていて，この子が大きくなってお父さんはどんな仕事をしてるの？」と聞かれたら，どう答えるだろうということがふと頭に浮かんだ．

　造船の仕事は一隻ずつの契約仕事で，現場の従業員は常勤は少なかった．下請け業者が仕事のあるなしにより人手を日雇いのようにして送り込んでいた．当時は，工業高校を卒業して入職する常勤職も，もちろん自分も元気で働ける間はいいが，怪我をすると首になったり，船の契約が途切れると休業手当ては少し出るが休業をやむなくさせられたり，海外や他の工場に出向させられたりといったことがある時代だった．会社の都合で自分の人生が振り回される，それでいいのだろうか，子どもが納得する返事ができるだろうかと

考え，ボランティアでしていた「土の会」運動に関係のある仕事をしようと決めた．それが「作業療法養成校時代」の節で述べた作業療法士になるまでのいきさつである．秋の昼下がりの，公団住宅の公園のブランコで，子どもを膝に乗せながら考えて，自分のライフワークとしての仕事が決まった．

2・2 精神系総合病院

作業療法の実習で，治る者は基本的なリハビリテーションを正しくおこなえばそれなりに治るが，障害がある者にとってもっとも大変な問題は，思わぬ障害が残った自分自身をどのように受容するかということであろう．この問題は多くの者に一生つきまとう．納得したと思っても，あのときあれがなければ，どうして自分にと，まるでフラッシュバックのように，折に触れ思い起こされ，悔やまれる問題である．

私は，その自己受容の問題に寄りそうことが，作業療法士にとって重要な課題ではないだろうかと思い，身体の問題も精神の問題も，どちらにも寄りそうことができるよう精神系総合病院を就職先に選んだ．浅香山病院は，わが国の民間病院で初めてデイサービスを開き，臨床心理士とソーシャルワーカーを医師と同等の処遇で雇用した，東の松沢（現在の東京都立松沢病院），西の浅香山（公益財団法人浅香山病院）と称され，当時東洋一と噂された病院である．入職当時の入院病床数は，精神科 1,100 床，一般科 400 床，合計 1,500 床，精神科病棟数 13 棟という大きなものであった．

そこに一回り年の差がある同期の若い女性作業療法士と二人で入職した．全国どこをみても作業療法，特に精神科領域の作業療法が開設されているところはほとんどなかった時代である．私たちが入職したとき，浅香山病院も，卒業した養成校は別であったが，私たちの1年先輩にあたる作業療法士が一人で，作業療法の開設準備に取りかかったばかりであった．一方，臨床心理士やソーシャルワーカーは常勤者 20 人あまり，加えてデイサービスにはボランティアが 10 数人居るという大所帯であった．

2・2・1 与えられた作業療法室

新しく作業療法プログラムを開設する作業療法室は，病院に唯一残っていた木造の病舎だった．夏は暑くて据え置き型の旧式の大型エアコンを扇風機代わりのようにつけっぱなしにして，窓を開け放し，冬は暖房設備がダルマストーブしかないという病舎だった．その寒さ，暑さは木造の天井板むき出しの瓦屋根という構造の影響だったように思われる．そんな作業療法室だったので，患者と肩を寄せ合って寒さをしのぎ，暑さをしのいで暖をとったことが，よかったという一面もなくはなかった．

しかし，与えられた古い病舎の作業療法室とリハビリスタッフの事務室とは，病院の広い敷地の端と端だったので，昼休みは食事をするためにリハビリの事務室まで帰ると，うっかりすると午後のセッションに間に合わないくらいだった．ある意味，大きな病院のもっとも隅をあてがわれたような感じであった．

その場所と病院でもっとも古い木造病舎であったため，災い転じて福と成す，のたとえのように，病棟改築のときに作業療法室が最初の対象になったのはありがたかった．

　私たちが入職したとき，卒業した養成校は違うが作業療法士として1年先輩に当たる沖縄出身の金城光政作業療法士が作業療法の開設準備をしていたが，彼は養成校で作業療法を学んだ作業療法士を沖縄で勤務させるために，沖縄県が奨学金を出して本土の作業療法士養成校で作業療法士の資格を取らせ，本土の病院や作業療法の実状を学ぶために東洋一と言われていたその病院で沖縄に返す前の卒後の研修をしていた．その研修が後1年で終わり，沖縄に帰ることになっていた．入職前にそのことを知らされていなかったことと，卒業したばかりで臨床経験がない私たちだけでどうすればいいのだろうという不安で一杯になり，大変戸惑った．それで金城作業療法士にせめてもう1年沖縄に帰るのを延ばしてもらうよう沖縄県と交渉して欲しいと頼んだ．

　私たちが入職した病院は，すでに述べたように，東洋一と噂された病院である．精神科1,100床，一般科400床，合計1,500床，精神科病棟数13棟，医師や看護関係をはじめ700名あまりの職員が勤務していた．総合病院として理学療法部門は開設されていたが，作業療法は精神科作業療法の認可取得に向けた準備がなされ始められたばかりで，身体障害作業療法はなかった．入院患者はもちろん，病院の職員，だれ一人として新しい「作業療法（occupational therapy）」を知っている者はいなかった．それまで作業をもちいるかかわりは，生活療法で「しごと療法」もしくは「あそび療法」としておこなわれていた院内業務やレクリエーション，いわゆる職員が準備する娯楽だけであった．

　そうした生活療法の知識や経験しかない人たちにとって，療法として処方を受け，生活史や現病歴，心身の機能などを評価し，治療計画を立てて実施することで，診療報酬を得る作業療法があるなど，だれも予想もしなかったものと思われる．

　1980年代初頭の精神科病院で，一般の職員はともかくとしても，他の医療従事者たちが理解していた作業療法は，寛解した患者に，遊びや娯楽などと併せて，病院内の業務の一部（清掃や配食準備など）や，業者委託の下請け仕事などをさせるといったものであった．

　実際に生活療法で「しごと療法」としておこなわれていた作業は，紙袋に持ち手の紐をつける作業や箱折り，学習雑誌の付録の袋詰め，新聞の折り込みのような下請的な内職作業，そして本来なら病院の職員がしなければならない配膳や清掃，カルテ整理など院内のさまざまな業務・雑務，さらに食料生産を主目的とした農耕園芸，退院可能なくらいに回復した患者は近隣の会社，多くは地域産業の自転車関係の製造業務をおこなっている会社に出向いて働く外勤作業と称される仕事などであった．私が入職したときには，朝，病院が用意したバスに病院が用意した弁当を持った患者が数十人乗り，それぞれの業者のところに数人単位で送り届けていた．

　そのような状況のなかで，「作業療法（occupational therapy）」と生活療法の作業（仕事）との違いを問われ，さらに作業（occupational activity）をもちいる意味や効果を問われながら，33歳の新人の作業療法士と一回り年の違う若い女性作業療法士の試行と思考の日々が始まった．

　精神科病院という異境の地に迷い込んだような旅の道連れは，同期で学んだ一回り年下の女性作業療法士一人なので，彼女が音を上げたら，私は孤軍奮闘の状態になるという厳しいものだった．

自分の仕事を理解する者がいない異境の地における心の支えは，養成校で教わった理念と未知の世界を旅するわくわく感だけであった．しかし，その理念も揺らぎ，期待していた臨床がこれから始まるというわくわく感すら消えてしまう毎日が続いた．精神の障害とは何か，その治療や処遇は本当にこれでいいのか，さらなる疑問が増えた．

それ以上に，最初は自分が初めて目にする精神科医療そのものの実状が理解できなかった．そのため，その実状を理解しようと，学生時代にはほとんど興味を抱くことがなかった精神科医療やリハビリテーションの創世記からの経過と，わが国におけるそれらの歴史を紐解くことから始めた．

そして次第にその実状が明らかになるにつれ，理念の揺らぎは，この状況を何とかしなければという思いに変わっていった．さらに，精神科作業療法の開設，定着とともに，一般科病棟に入院している患者が，自分の現状否認から抑うつ状態になったり，ときには精神病症状を呈し理学療法が施せない者，また精神科の入院患者で身体的なリハビリテーションが必要となった者，そうした患者への対処のために，精神障害作業療法に併せて身体障害作業療法の認可を取得し，心身両面への対処ができるようにした．精神科病院のなかでの身体障害作業療法の開設は，わが国のどこでもまだ手がつけられていない領域であった．

2・2・3　作業をさせてお金を取るのか！

そうした状況のなかで始めた作業療法．わが国の民間病院で初めて臨床心理士，ソーシャルワーカーを医師と同待遇で雇用し，デイケアをデイサービスと称して無料で始め，私たちが入職したときにはすでに20数名のリハスタッフや10名あまりのボランティアがデイサービスと称してさまざまなプログラムを無料で展開していた．医療法人としての公益認可を受けていたので税の減免の条件としてデイサービスを無料でおこなっていたのである．そのため，作業療法でプログラムとしておこなう作業種目はすべてデイサービスでおこなわれており，入院患者も外来患者も無料で受けることができる環境だったのである．

絵画，習字，園芸，さまざまなクラブ活動はもちろんのこと，通常作業療法ではおこなうことがない，行楽，映画鑑賞や観劇，ハイキングや旅行など盛りだくさんの無料サービスが提供されていた．そのため，作業療法を開設しても身体機能のリハビリテーション以外の多くの種目はどれも無料のデイサービスと重なっていた．いろいろな思いがあっての発言だったのであろうが，ソーシャルワーカーからは「絵画も書道も園芸作業もデイサービスでしているけど，あんたら作業療法士がするプログラムとどこが違うの？　まあ，作業療法士が作業療法としてすれば，病院には治療費がはいるけどね」と，聞きようによっては嫌みにも聞こえる，お手並み拝見といった発言が聞かれた．

ADLの訓練として病室の配膳室を借りて退院に向けての調理プログラムをしたときには，その病棟の看護師長からは「ほう」，作業療法士は調理師免許がなくても患者に調理をさせることができるんやな」と，嫌みのように言われた．その看護師長は自分の趣味が高じて調理師免許を持っていたのである．また，運動場でスポーツプログラムとしてソフトボールをしていたときには，通りがかった看護師が「俺たちが患者とソフトボールしても，一銭にもならんけど，作業療法士がやるとお金もらえて，ええ仕事やな．作業療法士が患者とソフトボールすると精神病が治るんか．」と聞こえよがしに話していった．そばで金属

バットを持っている作業療法士がいるのも知らずに．

　さらに，開設まもなくの頃，患者代表という者がやってきて「医者から新しくできた作業療法に行けって言われたけど，あんたら患者に作業させて金取るって本当か？　今までは作業したら手当てくれてたのにな」と，生活療法の作業では手当てが出ていたのに，新しい作業療法では金を取るのかと聞きに来たのである．さすがにこの時は，「作業療法では皆さんのリハビリテーションとして作業をもちいたプログラムをするので，法律で決められたリハビリテーション代金をいただきます．その代わり皆さんの状態に応じたリハビリテーションプログラムを考え，お一人お一人の相談に応じます．いただくリハビリテーション代金はそのための費用で，お医者さんの診察で支払う薬代や診察代金と同じものです」と返した．その後，新設作業療法には，そうした初期のいろいろないきさつがあったが，参加患者は時が経つとともに増えていった．

2・3　新しい作業療法プログラム

　このようにして始めた作業療法プログラムは，これまでのものとは異なり長期入院の状態に対して，いかに入院であっても社会性を失わない生活に必要なものを提供するかということを考えて企画したものであった．その一部を紹介する．

2・3・1　開放化に向けて─そうだキャンプに行こう

　当時，わが国の精神科病院では，長期，ほとんどは生涯お預かりしますという入院が治療としてなされていた．そのような状況のなかで，浅香山病院では引き受ける家族がいない者には，障害年金や生活保護を利用して地域に住まわせる「アパート退院」[註1]と呼ばれる全国でもあまり例のない退院支援をおこなっていた．社会復帰病棟という開放病棟が1棟（13病棟中1病棟）あったが，それは社会で生活できるくらい病状が安定した患者が生活していた病棟で，そのほかの大半の患者は閉鎖病棟に長期入院していた．わが国で初めてデイサービスを始めたという浅香山病院でさえそのような状況だった．

　そのため，閉鎖病棟であっても普通の暮らしに近い生活の体験をと，当時全国的に運動が始まっていた開放化に向けた準備プログラムの一つとして，閉鎖病棟の入院患者と一緒に一泊キャンプをするというプログラムを企画した．キャンプなので夜と朝と昼の食事は自分たちで作る，消灯時間は無くし，寝る時間は自分で決める，キャンプ中の服薬は自己管理，作業療法の処方を出してもらい，医師と看護師，ソーシャルワーカーなどのリハスタッフと作業療法士が付き添うという形態でおこなった．キャンプの食事は入院食の代食として，入院の食費を費用に充て，病院の給食係で米と必要な食材をそろえてもらった．

　生活に関して退院にも無関心で受動的な無為に近い入院生活を送っていた患者が，キャンプを体験した後は，退院に関心をもつようになったり，自分で買い物に行ったりするようになった．特に，キャンプから病院に帰ってからの2，3か月は，患者同士だけでなく職員とも，キャンプで経験したことに関しての会話が盛り上がり，このキャンプは大好評で，私が勤務していた間数年続けられた．その後O157の影響で患者が自分たちでキャンプで調理したものを食べて食中毒を起こしたら誰が責任をとるのかと言われ，キャンプは中止された．

2・3・2　社会性—どの娘と行こう喫茶店？

　これは入院中の，特に男子閉鎖病棟の患者を対象にした，ADL と社会性，身だしなみの
トレーニングのためのプログラムである．研修や実習に来ている看護や作業療法の学生た
ちに，男子閉鎖病棟の患者と外出したり，喫茶店に行くとしたら何が気になるかというアン
ケート調査をして，改善した方がいいことをあげてもらい，多かった改善点 20 項目で 1
項目 5 点，全問正解で 100 点のチェック表を作成し，60 点台なら病院併設の喫茶室まで，
70 点台なら病院の近くの喫茶店まで，80 点以上なら町の喫茶店に研修や実習に来ている
看護や作業療法の学生の付き添いで行くことができるというプログラムである．

　改善点として学生たちがあげた項目は，髪や髭が伸び放題，着衣が匂う，衣服に食べこ
ぼしやたばこによる焼け焦げがある，鼻毛や耳毛が出ている，耳の後ろが垢で黒ずんでい
る，トイレに行ってハンカチで手を拭かない，歩き方で病人と分かる，といったようなこ
とがあげられた．

　そのあげられた改善点で，「身だしなみ・社会性チェックリスト」を作成し，60 点未満
の患者と 60 点以上でも希望者に対して，入浴の仕方，入浴時のひげそり，洗顔，歯磨き，
衣類の洗濯について指導し，歩き方や姿勢についてはビデオで撮影し，患者と看護や作業
療法の学生たちでどこが病人のように見えるのか，どうすればいいかを話し合って改善す
る，ハンカチを持っていない者には売店で購入させるといったような指導をおこなった．

　最初は 60 点を超える者は皆無だったが，少しずつ増えて，1 か月もすると町の喫茶店に
行くことができるレベルになった者が出てきた．町の喫茶店に行って帰ってきた者が，若
い女性同伴で喫茶店で飲んだ珈琲は美味しかったこと，最初は緊張したけど周りの客にじ
ろじろ見られることはなかった，患者と気がつかなかったのかなといった感想が話される
と，まだ点数が満たない者が，ひげそりや身だしなみを念入りにするようになったり，衣
服の洗濯も自分で積極的にするようになるなど，ずいぶん改善された．特に入浴が気持ち
いい，洗濯した衣類を着ると気持ちいいといった感想が聞かれるようになった．

　ひとに見られることが社会性の改善につながるプログラムである．最終的には 3 か月の
プログラム終了時にはほぼ全員が，町の喫茶店で珈琲を楽しむことができた．

2・3・3　身だしなみ—おしゃれして町に出よう

　これは「社会性—どの娘と行こう喫茶店？」の女子閉鎖病棟の患者向けプログラムであ
る．これには化粧品メーカーの協力を利用した．最初に病院の近所にある資生堂の化粧品
を扱っている店に行き，精神科病院の女性患者さんに化粧の仕方を教えて欲しいと頼んだ
ら躊躇された．そこで，カネボウ化粧品を扱っている店に行き，「資生堂さんにもお願いし
たら協力してもらえるということなのですが，カネボウさんにもお願いできませんか．病
院に入院中の女性患者さんはけっこうな人数がいるので，試供品などと併せて，化粧の仕
方の基本的なことをご指導いただけると嬉しいのですが」と話をもっていったら，「資生堂
さんがなさるのなら」と引き受けてもらえた．すぐその足で，精神病院の女性患者という
ことで，化粧指導に躊躇した資生堂の販売店にとって返し，「カネボウ化粧品の店は協力し
ていただけた」という話をすると，「カネボウさんがなさるのならうちもします」と 2 社
の協力が得られて，女子閉鎖病棟の「身だしなみ—おしゃれして町に出よう」プログラム

が始まった.

　さすが女子病棟，無料で化粧の仕方を教えてもらえ試供品がもらえると聞くと，かなりの申込者があった．プログラムの内容は，正しい洗顔の仕方に始まり，顔そり，眉毛の整え，化粧水の使い方，ベースメイクの方法から頬紅やアイシャドウまで一通りの基本を指導してもらい，1週間後にチェックと再指導というプログラムである．基本的なことはできる患者も少しはいたが，最初の1週間は病棟内はおてもやんの仮装大会のような状態でとても町に出られる状況ではなかった．それでもプロの指導はさすがで，1か月後には見違えるくらいみんなそれなりにみられるようになった．化粧に併せて服装や歩き方，姿勢の指導をし，数人ずつグループになって町に出かけた．喫茶店に入ったグループ，デパートのウィンドウショッピングを楽しんだグループ，男子閉鎖病棟と同様に，病棟に帰ってからのみんなは明るく楽しそうな会話が弾んでいた．なかには指導してもらった化粧品の販売店に出かけて，基本的な化粧品や小道具を買いそろえる者もいた．やはり，女性である．きれいになるということに関心を取り戻すことの効果は大きかった.

2・3・4　町の銭湯―いい湯だな

　これも身だしなみや社会性の回復，社会資源の活用の一つであるが，町の銭湯に入りに行くというプログラムである．ただそれだけのことであるが，自分で風呂代を払って，必要な物を買って，人前で裸になり湯船につかるのは，病棟で風呂に入るのとは大きく違う．みんなで背中の洗い流しを交代でおこなったり，髭を剃ったり，湯上がりのサイダーやヤクルトをパンツ一丁で飲んだり，町の銭湯には大人の遊園地のような楽しさがある．最初は銭湯ののれんをくぐることができない者，人前で服を脱ぐことができない者，見知らぬ町の人と一緒の湯船に入ることができなくてお湯をかけるだけの者，いろいろいたが，週に一度の銭湯プログラムも1か月もするとみんな緊張しなくなり，病棟に風呂があるのに，月に1，2回，自分で銭湯に行くのを楽しみにする者も出てきた．退院しても町の銭湯に通うことができなくて調子を崩し再入院してくる者がいた時代のプログラムである.

　作業療法ではその時代時代に応じて，生活に必要な行為・行動が大きな支障なくできるようになるプログラムを企画する．それが他の療法にはない生活の匂いがする作業療法プログラムの特性である.

2・4　治療構造の改変

　開放化運動が始まり，生活療法時代の処遇が見なおされ始め，集団作業や集団でレクリエーションをおこなっていた古い作業療法の治療構造そのものを変えるための試みもした.

2・4・1　新たな試み

　私が作業療法士として精神系総合病院で臨床を始めた1980年代の初頭は，集団をもちいた療法もしくははたらきかけとしては，言語を主体とした療法として，正式な方法で実施されているところはあまりなかった．精神分析のトレーニングを受けた精神科医や臨床心理士による，集団精神療法，大集団精神療法，治療共同体的な病棟ミーティングなど，活動をもちいたものでは，これも多くはなかったが力動精神医学に基づいた作業療法がお

こなわれていた．集団をもちいたかかわりとしての大半は，種目別の集団作業療法，病棟単位の季節行事，病院全体を対象としたレクリエーションなどであった．しかも生活療法で仕事療法と称されていた集団指導型のそうした作業種目別のプログラムを，養成校を卒業して就職した作業療法士たちも就職した病院で引き継いでいた．そうした状況のなかで，個々の病状や障害の状態，治療目的に応じたリハビリテーションプログラムを提供するために，午前中は1週間通して場を共有しながら，他者と同じことをしなくてもよい，各自の状態や目的に応じた活動ができるパラレルな場を利用したプログラム，午後を課題集団プログラムと力動的集団プログラムで構成する試みを始めた．

2・4・2 パラレルな場（トポス）（山根，2018）

この場を共有しながら他者と同じことをしなくてもよい「ひとの集まりの場」の利用は，作業をもちいる療法にとっては，まったくなじみがないというものではなかった．精神力動的作業療法を実施している一部の施設では経験されていたことである（石谷，1984）が，その数は少なかった．必要上からそうした場の共有がなされていたが，治療構造，特性，運営の方法，効用や適応対象が十分に検討された治療形態ではなかった．そのため私は，そうした「ひとの集まりの場」をより積極的に活かすために，あえて「パラレルな場（トポス）」と名付けた．

精神科作業療法の基本プログラムを作成し，高齢者を含む種々のプログラムの一部の担当，精神障害者地域生活支援における場の提供，といったさまざまな対象に対して療法集団と療法のための場を提供する試みとして，個々の安心と安全を保障した主体性を奪わない場の構造と特性，効用，適応対象などの検証を試みてきた．

ある程度の人数に関わらなければならない経済効率が求められるなかで，「パラレルな場（トポス）」における作業療法は，場を共有するが他者と同じ作業をしなくてもよい，自分が興味・関心があるものを，自分のペースでおこなうことができるということで，人の目が気になるとか，人と同じように作業ができないという患者たちへの参加が保障されたため，少しずつ作業プログラムへの導入に応じる患者が増えてきた．

そして従来の個別の精神療法的かかわりや集団療法とは異なる，同じ場で複数の対象者に活動を通して個々に対処する治療や援助，支援の形態として，この「パラレル」という治療形態は，精神科領域だけでなく身体障害領域や発達障害領域においても，複数の作業療法士と複数の対象者が作業療法室を同じ時間帯に共有するという形で利用されるようになった．

私が臨床を始めた当時の作業療法は，ごく一部の個人対応のプログラム以外は，作業もレクリエーションも集団で同じ作業をおこなうのが大半だった．しかし，身体精神を問わず，障害がある者が社会に復帰するには，他者のなかで緊張することなく自分の思いを述べたり，自分がしたいことが少しでもできるようになることが必要である．治療構造としての「パラレルな場（トポス）」は，治療者と対象者が共にひとの集まりを利用する治療形態であるが，その場の力動から自然に生まれる相互協力を活かして使うが，ある目的のために場全体の凝集性を高めたり，集団のレベルを発達させたり，意図的に集団力動を利用するといったことをしないことが，従来の集団療法と大きく異なる特徴である．

「パラレルな場（トポス）」においては，場の成熟は積極的に図るが，凝集性を高めると

いう操作をしないことで相互のパラレルな関係を維持する．しかし，それは単にひとが場を共有するだけで生まれるのではなく，場に生じている現象をしっかりと把握しながら，必要なとき以外の操作介入を極力少なくするセラピストの存在によって，パラレルという治療構造が保たれた場が生まれるのである．その場における相互交流レベルが，Mosey の集団関係技能（Mosey，1970）（『こころと行動の発達』2・3「集団参加技能と集団レベル」参照）に対応させると並行集団にあたるため，「パラレル」と称しているが，並行集団レベル以上に集団レベルを高めずに，場の成熟を図ったものである．

　構造化された治療モデルや集団療法は，確かに切れのよさが持ち味である．しかしリハビリテーションのように，対象者個人の意志や環境が大きく影響するかかわりは，治療構造という点では構造化の対極にあるといってもよい．「パラレルな場（トポス）」と名付けた治療構造は，ひとのなかにいて，他者と同じことをしなくてもよい，自分の状態や目的に応じた利用ができ，いつだれが訪れても，断続的な参加であっても，わけへだてなく受け入れられる場である．この従来の集団療法にはみられなかった「パラレルな場（トポス）」という「ひとの集まりの場」の利用は，作業をもちいる治療や援助，支援の試行過程から生まれた，リハビリテーションにおける援助，支援，治療形態の一つである．

　例えば，「パラレルな場（トポス）」には一人で音楽を聴いたり，絵を描いたり，自分の活動に取り組む人．それを見て過ごしているうちに，自分もしてみたくなり，活動している人に話しかけたり，スタッフに教えて欲しいと言ってくる人，調子を崩して参加がとぎれ数週間ぶりに参加する人，「私覚えてる？　ちょっと疲れて，入院したの」と数年ぶりに顔をみせる人など，いろいろな人がそれぞれの状態に応じて参加する．温かで柔らかな雰囲気に包まれ，だれでも受け入れてもらえる場が安らぎをもたらし，緊張する気持ちを和らげ，自閉のカラを融いていく．ゆるやかな治療構造のなかで，構造化されたプログラムのような切れのよさはないが，自然なひととひととのかかわりから生まれる相互作用により，集う者自らが変わっていく，そうした時の流れに乗じたはたらきかけができる自然体が，「パラレルな場（トポス）」の魅力と言えよう．

1）パラレルな場の特性

　「パラレルな場（トポス）」は，従来の集団力動をもちいる集団療法，共通の目標や課題に取り組む療法集団とは異なる，作業療法の試行過程から生まれた，ひとの集まりの場をもちいた新たな療法の形態である

　「パラレルな場（トポス）」をもちいる治療や援助，支援は，一般的な集団療法に比べて対象者相互の影響性がゆるやかであるため，ひとの集まりの場にいることに対する緊張感が少ない．さまざまな状態の人がそれぞれの状態で過ごす姿や，その場を共にすることで治療や援助，支援にあたるスタッフ，ときにはボランティアが頼まれて作業を教えたり相談に応じたりしている様子を，自然に見聞きする．その自然に見聞きすることが，普遍的体験をともなう安心感が体験できる機会となったり，他者とのかかわり方や距離のとり方を見て学ぶ自然な模倣の機会となる．

　入院を中心とした治療環境のなかでは，作業をもちいる療法の「パラレルな場（トポス）」は，もっとも現実社会に近く，しかも現実社会に対しモラトリアムな時間と空間が保障されている．好奇や差別，排除，何かを強いるまなざしのない，安心と安全が保障された場

が，ソーシャル・ホールディング（social holding）^{註2}のような機能を果たす．あるがままの自分を受け入れてくれる場は，自我を必要以上に脅かすことなく，やや退行した行動を含む試行探索行動を保障する．その試しの保障が適応的な対処行動を引き起こし，結果として有能感や自己愛を満たし，より現実的な生活世界に向けた歩みを促す（山根，1999）．

2）パラレルな場の効用

治療や援助にあたる者の適切でわずかな支持と援助があれば，共に場を過ごす者同士の自然な交流も生まれ，自閉されていた活動性が適度に刺激され，主体的な行動が回復する機会となる．場が成熟すれば，課題集団では目にすることのないソーシャル・サポート（social support）^{註3}の萌芽のようなピア・サポート（peer support）^{註4}が自然に生まれる．自然な社会的関係のなかで生まれるお互いの支えあいが，社会学習の側面である感情の修正的体験として重なれば，自我を強化し対人処理能力が改善される機会にもなる．成熟した「パラレルな場（トポス）」は，時の流れがある現実場面でありながら，実際の現実生活における場面とは少し違う，現実社会に対しモラトリアムな時間と場を提供する．パラレルな場には，それがほどよい環境（good enough environment）（Winnicott，1965）であれば，意図しない思わぬ効用をもたらす場の力がある．

この特性が，後述するように，精神科早期リハビリテーションへの導入プログラムとして重要な場をつくる．治療の場としての「パラレルな場（トポス）」は，場所があれば自然に生まれるわけではない．その場を成熟させ，維持する人の存在によって成り立つ場である．通常の個人療法や集団療法に比べ，治療構造がゆるやかで治療的な操作が少ないため，ややもすると場におけるかかわりがあいまいになる危険がある．パラレルな場を活かすには，そのゆるやかな治療構造をしっかりと維持し，その特性を把握した運営が必要である．

3）パラレルな場の構造

治療援助として提供する「パラレルな場（トポス）」は，場所，時間，活動，利用のルールなどによって，その構造を保っている．この場を共有しながら，他者と同じことをしなくてもよい，集団としての課題や制約を受けることのない治療形態により，自分の状態や目的に応じた利用（自由参加の保障）ができ，断続的な参加も保障される．

[参加方法]

治療援助の場として機能させるには，場の利用の仕方，目的などを明確にすることが必要で，医療機関であれば処方により，医療機関でない場合には利用契約をして開始する．開始前の適応な対象かどうかの判断がなされるまでは，見学参加が自由にできる形式にしておくとよい．

[利用時間，場所，規則]

同じ曜日の同じ時間帯，同じ場所で，場の利用に対する社会規範にそった最低限のルールを決め，参加前にオリエンテーションをおこなう．ルールがあることが，基本的信頼を育み，集う人たちに安心を保障する．ルールは，「利用できる時間を守る」「お互いの迷惑になることはしない」という程度のものでよい．

[提供する活動種目]

　認知機能が低下している人や何かに興味・関心を抱くゆとりや動機もない状態の人に
とっては，自由に見てさわることによる直接的な感覚入力が，具体的な興味・関心を引き
起こす刺激となったり，主体的な行動の発露になる．そのため提供する活動は，作品や道
具や素材なども自由に見てさわることができるようにしておく．そして，多様なニーズに
応じることができるよう，多種目の作業が用意されている方がよい．

[利用目的]

　病的状態から抜け出し，他者がいる場で過剰な気遣いをすることなく自分のことができ
るようにすることが，「パラレルな場（トポス）」の重要な役割である．そうしたパラレル
な場の機能を活かすためには，個々の状態に応じて利用目的を明確にし，その目的をセラ
ピストと参加者で共有する必要がある．利用目的が不明確なままパラレルな場を利用する
と，参加者もスタッフも作業に依存し，侵襲性が少ない場で安住し進展がみられなくなる．

[スタッフ]

　治療としての利用目的があいまいにならないように，スタッフが「パラレルな場（トポ
ス）」のゆるやかな構造を支える枠となる．場に生じている現象とダイナミックスを把握し
ながら，パラレルな場の特性を維持し，その機能を活かすために必要な最小限の操作介入
をするセラピストの存在が重要である．

　スタッフの人数は，何かリスク的対応が必要な状況になったときの対応のため，患者数
にかかわらず，2名以上の複数で運営することが望ましい．「パラレルな場（トポス）」を
機能させるには，対象者の心身機能の状態によるが，通常は参加者4〜5名に1名くらい
のスタッフが必要である．亜急性期レベルから退院が間近な者までいろいろな病態レベル
の者が参加するようになり，安定して自分の作業に取り組めるようになった者が他の患者
に気配りできるようになり，スタッフが場のダイナミックスを把握できるように力がつけ
ば，参加者10名に対しスタッフ1名程度でも，パラレルな場の機能を果たすことができ
るようになる．

[参加人数]

　「パラレルな場（トポス）」が治療的に成り立つには，最低でも常時の参加者が4〜5名
いる必要がある．場として自然にサブグループが生まれたり，生活の場にみられるひとの
相互のかかわりがよい形でみられるようになるには10〜15名，場全体としては，20〜30
名程度なら一つの場でパラレルな機能を活かすことができる．

4）パラレルな場における作業の機能

　急性期の精神症状が治まった後の亜急性期もしくは寛解過程初期にあたる病状に対して
は，ひとのなかにいて他者と同じことをしなくてもよい「パラレルな場（トポス）」は，見
物効果として機能し，緊張を和らげ現実とのかかわりを取り戻すモラトリアムな時間と空
間を提供する場となる．また脆い自我と傷つきやすい自尊心をもつ神経症圏内の人たちに
対しては，有能感や自己愛の充足の場となり，精神内界を深く洞察する精神分析的療法や
行動療法的に治療枠が明確に示され医療上の管理が厳密におこなわれている人たちにとっ
ては，適応的なアクティングアウト，探索行動，自己愛充足の場となる．

　「パラレルな場（トポス）」では，自我の補強・再統合がなされる過程において，あたか

も発達過程を歩みなおすかのような，発達段階にそった活動の使い方がなされる．また，思春期の問題を抱える少年少女や青年たちにとっては，社会的もしくは芸術的に価値の高い自己愛を十分に満たす作業，身体エネルギーの発散による適応的なアクティングアウトの機会としての作業が有用である．慢性の統合失調症の人たちには，あまりむずかしくなくある一定のリズム，繰り返しのある静かな活動を求める者が多い．

　このように「パラレルな場（トポス）」では，作業をもちいる療法における道具としての作業・作業活動の特性のすべてが，早期には手段として，回復過程に入れば目的として機能し，利用される．

5）パラレルな場におけるスタッフの役割
「パラレルな場（トポス）」は，
　・安心してそこにいることができる
　・自分の思いを言葉や作業活動で表現できる
　・それが共有の体験の場で他の人に支えられる
　・そうしてその人自らが，自分の生活を見いだしていけるようにする
ことが基本である．

　このゆるやかで柔らかな「パラレルな場（トポス）」（山根，2018）の力をしっかりと引き出し，臨機応変な対応をおこなうために，スタッフは，
　・場の目的を明確にする
　・場の構造をしっかりと把握する
　・他の職種が場の機能や特性を理解し利用できるようにする
といったことなどを心がける必要がある．構造がゆるやかであるため，ややもすると治療構造があいまいになりやすい．またその場の「空気」の影響を受けて行動しやすい日本人の国民性がマイナスに働く可能性がある．ゆるやかで柔らかなパラレルな場の構造をあいまいな構造にしないために，スタッフのその場におけるありようが問われる．以下にスタッフが留意すべきことを紹介する．

[担当制]
　「パラレルな場（トポス）」の利用が決まれば，個人担当者を決め，スタッフ全員がそれぞれの得意とする機能を活かしながら，自分が担当する参加者だけでなく，場全体の様子を観て，パラレルな機能を維持し，だれに対しても対応できるようにする．

　個人担当の役割は，参加者に対しては，パラレルな場を自由に利用するための場の利用の仕方，場の利用の目的の確認，参加者個人に対する相談面接などがあげられる．他のスタッフに対しては，担当の参加者に関する情報を提供し，「パラレルな場（トポス）」での参加目的と留意点などを伝える．担当医や病棟の他職種，他部門に対しては，「パラレルな場（トポス）」で観察された対象者に関する情報を提供することにある．担当制を採用せずスタッフ全員で参加者全員に関わるという形式は，毎回のそのときその場でのかかわりは可能であるが，スタッフも参加者も作業に依存し安住してしまい，参加者個々に対する治療援助の責任があいまいになることがある．

[部内カンファレンス]

　担当制を採用していなかったり，スタッフ間の治療上のコンセンサスが十分得られていないと，スタッフ個人の行動がそのまま影響し，ダブル・セラピスト[註5]状況を生みやすい．また，不安定で落ちつかない人がとりあえず何か作業をし始めると，そのまま双方が作業に依存し安住してしまうことがある．このようなスタッフと参加者双方に生じる作業依存の問題は，作業活動をもちいるかかわりの場合，必ずといってよいほど生じる．

　個々の参加者に対するその場に応じた自然で臨機応変な対応を可能にするためのコンセンサスを得るということが，カンファレンスの重要な目的の一つである．

[場への参加の仕方]

　必要な治療や援助，支援，状況に応じた場の維持のために行動する以外は，スタッフもその場を共有し作業を参加者と共に楽しむような参加の仕方が好ましい．場を活かすために，心身機能のリスクに対する対処以外は，スタッフ自身が操作的，意図的に何かをしようと思いすぎず，ひととひとが共に過ごす場に必要な一般的な社会規範に基づいて関わり，そうした日常的な配慮を超えた管理をしない方がよい．そこで起きていることを素直に開かれた状態で観る，現象学的心理療法の技法であるエポケー[註6]の状態になることと言ってもよい．そうした状態になれば，特別に観察しなくても，自然な参加観察の状態になり，家庭における日々の生活のように，状況は風景（もしくはできごとの背景）として目に映るようになる．

[他職種へのはたらきかけ]

　他の職種とは，病院であれば，主には主治医や看護師，その他の関連職種である．「病室にいて落ちつかないのなら，一度行ってみるといいかもしれないよ」「何かあなたがしてみたくなるようなものがあるかもしれないから，一緒に見に行ってみましょうか」といったように通常は場にいない他部門，他職種の人たちに，場の機能や役割を理解しうまく利用してもらえるようにするとよい．

2・4・3 急性期作業療法―保護室出前作業療法

　このプログラムは，調子を崩して保護観察室を使わなければならない状態で再入院した患者をできるだけ短期間で状態を安定させ，生活の場に戻すことを意図したものである．退院して地域で生活していた私が担当していた女性患者が調子を崩して再入院し保護観察室に隔離されることになったのが，「保護室出前作業療法」を思いついたきっかけである．保護観察室に隔離されたときには，衣服を破り排泄した便を壁に塗るなど混乱が激しく，大声を上げ続けているという状態であったが，少し混乱が収まったとき，看護師に「作業療法士の山根を呼んでくれ」と言っているがどうしようと作業療法室に連絡が入った．

　病棟に出かけてみると，患者はまだ衣服を身に着けず，壁は便が塗りたくられた状態だったが，早く保護観察室から出して家に帰して欲しいと懇願する．そのため，私が保護観察室に入り，「帰りたいのなら服を着て，便で遊ぶのを止め，作業療法で家に帰ることができるようになることだ」と話した．そのためには主治医や病棟のスタッフにあなたが保護観察室を使わなくてもよい状態になったことを観てもらう必要があるので，しばらくは私が保護観察室に通い，私と一緒なら保護観察室から出て作業療法室に行けるようにするので，衣服を着て便で遊ぶのを止め観察室をきれいにすること，それができれば主治医や

病棟スタッフに作業療法に参加し退院するための準備ができるように話すということを伝えた．

そうして病状が落ちつくまでは，保護観察室のなかで簡単な作業をすることにした．幾つか作業をもっていくと，最初は陶芸用の粘土をこねてそのうち人形などを作るようになった．便を壁に塗っていた理由を，何もかも汚らわしい気分だったこと，便をこねていると少し気持ちが落ちつくからだったと言う．それはフロイトのアナル（肛門）期[註7]の話を彷彿とさせる内容で，便を壁に塗りたくったり粘土をこねて遊んでいる患者の行為が理解できるような気がした．

もちろん，初発やそれまで担当していなくて，まだ治療関係がない患者には適応ではないが，担当していた患者が再入院し保護観察室の適用になった場合には，このプログラムはかなり有効である．

2・4・4　訪問作業療法—来れないならこちらから

このプログラムは，訪問リハビリテーションがない当時に，回転ドア現象で退院しても居宅から外に出ることができず，家にこもりきりで，次第に調子を崩して再入院ということを繰り返す患者に対しておこなったプログラムである．まだそうした試みがなされていなかったので，法的に可能かどうかもよく分からなかったが，可能かどうかより，自分で病院に通うことができないのならこちらから行けばいいと，単純にそう思っただけのことである．回転ドア現象がある患者を担当したスタッフが出勤もしくは退勤時に，患者の居宅を訪問するというだけのものである．

当時の作業療法は入院している患者を対象に入院設備が整った病院の作業療法室でおこなうという形態だけで，訪問するという法的形態がなかったため，医療監査のときに入院患者ではない患者に作業療法をおこなっているが違法ではないのかと監査官に聞かれたので，回転ドア現象を繰り返す患者への対処として，本人が病院に来れないのでこちらから居宅を訪問していることを説明し，他に方法があるのなら教えて欲しいと逆に聞いてみた．その時の監査官は，そういう外来の患者に対する法的制度はないが，あまり公にしないようにと言われた．後で分かったことであるが，同じ時期，関東方面でもそうした患者への対処として訪問してもよいかという問い合わせをおこなったら，作業療法は入院設備の整った病院の患者に対しておこなうものなので，居宅に訪問して作業療法をおこなうことは法的に許可されていないと言われ，訪問して作業療法をおこなうことを関東の作業療法士はあきらめたと知った．

それから数年後1983（昭和58）年の老人保健法の施行で65歳以上の高齢者を対象に老人訪問看護制度が創設され，老人訪問看護ステーションが誕生したが，認知症などの老人を対象としたもので，老人以外に対象が広がったのは1994（平成6）年になって以後のことだった．そして2000（平成12）年に介護保険法が施行されたが，現在でも訪問看護センターで精神障害者を対象に訪問をする施設は少ない．

2・4・5　外来作業療法—行き場のない患者

このプログラムは外来患者を対象とした作業療法プログラムである．このプログラムも上述の訪問作業療法と同じ時期に，退院しても行き場がなく，回転ドア現象で再入院を繰

り返していた患者に対して考えたプログラムである．これに対しても医療監査で，作業療法は入院患者を対象とした制度なので外来患者におこなうことは法的に許可されていないという指導がなされた．

　私たちは，これに対しても訪問作業療法と同様に，回転ドア現象を繰り返す患者への対処として，退院しても行き場がなく再入院してくるので，その対処として外来の患者に対しても作業療法を始めたことを説明し，他に方法があるのなら教えて欲しいと聞いてみた．これに対してもあまり公にせずにおこなうようにと言われた．デイケア[註8]が制度化されたのはそれから10年あまり後の1974（昭和49）年のことであった．

　このように私たちは，法的に許可されていないことをするとか，何か目新しいことをしようといった意図はなく，ただ目の前の患者に対してどうすればその人にとって必要な寄りそいができるかということだけを考え，いろいろなプログラムを考えた．近年作業療法に対する社会的認識も広まり，作業療法士の人数も多くなったが，当時私たちが必要上からいろいろな工夫をしてプログラムを考えたような作業療法を試みる作業療法士が少ないような気がする．前例があるとかないとか，法的な制度がないなどを言い訳に，治療や援助，生活への寄りそいを積極的に自分の判断でする作業療法士がいなくなったように感じる．

2・5 臨床実習

　私の作業療法臨床実習は，第1章「作業療法士になるまで」の「作業療法養成校時代」で述べたが，私自身が作業療法士になってからは自分が臨床自習を受ける立場になった．

　現在は作業療法士数も増え日本作業療法士協会の実習の基準が示され，作業療法士臨床実習指導施設認定制度規程が設けられ，その細則で申請要件に関しては以下のような記述がある．

(1) 各養成校と臨床実習施設承諾書を取り交わし，厚生労働省もしくは文部科学省に臨床実習施設として届けられている施設であること．

(2) 臨床実習指導者研修制度の各研修をすべて修了している作業療法士が常勤していること（ただし，制度実施年度から一定の猶予期間（5年間）を設ける）．

(3) 申請年度において過去5年間で3年以上臨床実習指導をおこなっている施設であること．

(4) 臨床実習指導体制（組織）が明確化され，別表1に示す確認項目がすべて実施されていること．

　この記述と2013（平成25）年10月19日に施行された世界作業療法士連盟（WFOT）の教育最低基準とを合わせて，現在のわが国の臨床実習はおこなわれている．

　私が作業療法士になった当時は，1年時1週間の見学実習を5施設，2年時2週間の評価実習を3カ所（精神障害領域，身体障害領域，発達障害領域），3年時2か月間の最終実習を3カ所（精神障害領域，身体障害領域，発達障害領域）でおこなうというもので，その他の催促はなかったように思う．実際には第1章で述べたように，実習施設も実習指導者も要請中で不足していた．

　そういう時代だったため，入職したその年から，見学実習，評価実習だけでなく，最終

実習までするのが義務のようになっていた．さらに，養成校は特に精神障害領域の教員が不足していたため，卒業した養成校の精神障害作業療法の講義を週1回非常勤でおこなうことになった．その後，京都大学や神戸大学の医学部に併設された医療技術短期大学部の非常勤講師，わが国で初めての4年生の医学部保健学科ができた広島大学の非常勤講師などをおこなった．精神障害に対する作業療法のテキストが，私の精神医学のスーパーバイザーであった松井紀和先生の書かれた『精神科作業療法の手引』（松井，1978）と少し後に出た石谷の『精神科作業療法』（石谷，1984 a；1984 b）しかなかった．石谷の著書は力動精神医学に基づいたよい本であるがテキストとしては内容が不足していた．しばらくはこうしたテキストを参考にしながら，必要な資料を作成し講義をおこなった．この資料は他校の作業療法の学生や教員に好評だったようで，海賊版が出ていた．この資料が，後に三輪書店から精神科作業療法のテキストの執筆を頼まれたときに元資料になり，『精神障害と作業療法』の初版が1997（平成9）年に出版された．

当時の実習は，即戦力を育てるということが求められていたので，一人の実習生に一人の作業療法士がついて，評価からプログラムの企画実施まで，卒業後すぐに臨床ができるレベルを目標に指導した．実習生も大変であるが，指導に当たる作業療法士も，実習生に対する自分の成績評価で実習の単位が決定されるため，精神的にも時間的にも負担は大変なものであった．

2・6 京都大学医療技術短期大学部

2・6・1 なぜ京大に

前節で述べたような状況のなかで1989（平成元）年12月に病院長から12月16日付で京都大学に移動するように言われた．その年の年度初めに精神科の教員がいないので京大で公募するので公開前に応募しないかという話があり，臨床を続けたいので非常勤で教育の補助はできるがと断っていた話を医療短期大学部の学部長に当たる主任から直接病院長に話があり，院長が断り切れず承諾したということであった．

給料は来月分から京都大学が支払うが，年度内は週1回開かれる学科会議に出席する以外は浅香山病院で今の仕事を続け，次年度からは京大の教員として働きながら，しばらくは週1日は浅香山病院で勤務し，仕事の引き継ぎや後進の指導をするようにという内容であった．断り切れずに引き受けたというが，身売りと同じじゃないかと思わず院長に言ってしまった．院長は苦笑いしながら「そう言うな．それだけ君を認めてくれる人たちがいると思えば」とごまかされてしまった．といういきさつで，地域生活支援を中心に臨床と研究活動をしてよいという条件で京都大学に移動することになった．

2・6・2 京都学派との出会い

京都大学では当初は医療技術短期大学部の学部生に対する講義と大学院生の研究指導，そして入職した年に医学部附属の大学病院精神科神経科に全国で初めてのデイケアが開設されたが，そこの指導を依頼されたことで，当時の精神科の教授であった木村（敏）先生とかかわりができ，木村先生の臨床や精神病，特に統合失調症に対する病理に関する考え

方や京都学派の哲学を学ぶことになった.

参考文献

・石谷直子（1984 a）．精神科作業療法における個人療法と集団療法．精神科作業療法．星和書店．pp81-100.

・石谷直子（1984 b）．精神科作業療法．星和書店．

・松井紀和編著（1978）．精神科作業療法の手引．牧野出版．

・Mosey AC（1970）．Three frames of reference for mental health. Charles B. Slack, New Jersey〔篠田峯子他訳（1977）．こころと行動の発達．協同医書出版社〕．

・Winnicott DW（1965）．The family and individual development. Tavistock Publications Ltd., London〔牛島定信監訳（1984）．子どもと家庭—その発達と病理．誠信書房〕．

・山根 寛，腰原菊恵，梶原香里（1999）．パラレルな場（トポス）の利用．作業療法 18：118-125.

・山根 寛（2018）．パラレルな場とその利用．ひとと集団・場—治療や援助，支援における場と集団のもちい方—新版．三輪書店．pp100-116.

註

＊1　アパート退院

当時大阪に多くあった文化住宅と称され，家賃が安いため，収入の多くない者が住んでいたが一応個別に玄関が付いている長屋のような住宅がかなりあった．多くはその家賃さえ払えず夜逃げするような人たちが住んでいた．最初は精神科病院の患者ということで避けられていた患者も，毎月確実に家賃を納め，夜逃げなどしない，何かあれば病院のソーシャルワーカーが来て相談に応じてくれるということで，文化住宅の大家も病院から退院してきた患者を受け入れてくれるようになった．そうした文化住宅に，退院したくても帰る家がない，身元引受人がいないという患者に対し，ソーシャルワーカーが身元保証人になって，退院を薦めたため，「アパート退院」と称され，全国的にも知られるようになった．

＊2　ソーシャル・ホールディング【social holding】

地域社会で共に生活する場合に，その地域社会が偏見や差別をもつことなく，そのなかで生活しようとする人を受け入れること．

＊3　ソーシャル・サポート【social support】

社会生活において，日常的なひととのかかわりで相互に授受される有形無形の支援．物資援助や手助け，情報提供などのような道具的サポートと，心理的な支援のような情緒的サポートがある．

＊4　ピア・サポート【peer support】

当事者による相互支援．

＊5　ダブル・セラピスト【double therapist】

二人の治療者ＡとＢに対し，クライエントがそれぞれに自分に注意を向けさせるため，ＡにはＢの，ＢにはＡの欠点や悪口を告げる．そのために，治療環境が悪化する状態を言う．

＊6　エポケー【Epoche】

思いをめぐらせても考えが進まず行き詰まり状態にあるとき，判断を停止し習性化した客観的見方への囚われから逃れ，自己の意識体験の内在領域へ関心を向けなおす無の状態．

＊7　アナル（肛門）期

精神分析学のジークムント・フロイトによる心理性的発達理論（Psychosexual development）の一つ．フロイトは，子どもには幼児性欲理論（infantile sexuality）に基づいて，口唇期，肛門期，男根期（エディプス期），潜伏期，性器期という5つの成長段階があるとした．フロイトは精神分析学で確認された根本的なエネルギーとしての性的欲動が，小児期を通してうまく発展したり，分化したりすることの重要性を説いた．この性欲は，成人の狭い意味の性欲とは異なり，広義の性欲を意味する．あるいは，あらゆる身体器官から発せられるエネルギーのようなものを想定したもので，これら性行動をともなわない性欲を充足させられるか否かがその後の人格形成に大きく寄与し，この性欲がある期間に固着することにより，ヒステリーやノイローゼが発症すると仮定した．また，年少期からオナニーをする女性は，しない女性に比べノイローゼやヒステリーの発症率が低いことを突き止め，性的抑圧が強い女性にそれら精神障害が後に多く現れると主張した．

幼児性欲理論（infantile sexuality）：人間の性本能は思春期に初めて発現するのではなく，生後まもなくから存在し，さまざまな活動のなかにその満足を求めており，これをリビドーと名付け，このリビドーは人間の生命の原動力で，対象の身体部位は発達とともに変わっていき，各々の時期に十分なリビドーの満足が得られないと，偏った人格や，神経症などの異常が発生しやすくなると言う．口に関連した異常であるアルコールや薬物の嗜好などは，口唇期の障害に起因し，不潔恐怖症は肛門期の障害が原因であると仮定した．

肛門期は発達年齢でいうと2，3歳に相当し，リビドーのエネルギーは排泄のしつけと関連し，肛門の感

覚を楽しむ．具体的には排泄後の快感であるとされている．肛門期に関連する性格特性としては，几帳面，ケチ，頑固，自分の世界を他人に乱されるのを極端に嫌う．反面，ルーズでだらしないとされる．

*8　デイケア

　世界で初めての精神科デイケアは 1946（昭和 21）年にカナダのドナルド・イーウェン・キャメロン（Donald Ewen Cameron）がアラン記念病院で，イギリスのビエラ（Joshua Bierer）がマールボロ社会精神医学センターでおこなわれ，わが国では 1953（昭和 28）年大阪府堺市の浅香山病院の長坂五郎らによって，退院および外来患者から希望者を募って無料でデイサービスと称して試みられた．その後，1958（昭和 33）年に国立精神・神経センター（当時の名称は国立精神衛生研究所）で加藤正明らによって研究がなされ，その実績を基に 1974（昭和 49）年に診療報酬で点数化されたものである．診療所によるデイケアは 1962（昭和 37）年，渋川診療所（現在の北毛保健生活協同組合　北毛病院）の桂アグリによるひるま病室がはじまりとされている．これは，1988（昭和 63）年に小規模デイケアとして診療報酬点数化された．

3

京都大学時代

第 2 章で述べたように，地域生活支援を中心に臨床と研究活動をしてよいという条件で，精神科病院から大学へ移動することになり，移動した翌年の 4 月（新年度）から医療技術短期大学部の学生に対する講義と実習，大学院が開設されてからは大学院生の研究指導，そして入職した年に医学部附属の大学病院精神科神経科に全国で初めて開設されたデイケアの指導をおこなうことになった．

3・1 病院医療から地域支援へ

大きく変わったのは，学部学生に自分が教えたことは実践してみせるという教育の方向性を明確にしたことである．そのために精神科作業療法が開設されていなかったが，精神科の入院患者を対象に担当医の許可をもらって，患者の自由参加という形式で精神科作業療法を開始した．作業療法の認可を得ていないため診療報酬をとらない無認可作業療法という形態であったが，認可施設の作業療法と同様，いやそれ以上に参加患者の評価とそれに基づいた治療計画を立て，毎回の作業療法記録を残し，定期的な経過報告を患者の主治医と病棟におこなった．そうした丁寧なかかわりに，患者からの評判もよく，作業療法への参加者が増え，患者の様子を見に来た研修医たちからも「精神科の作業療法を初めて見た．患者にただ作業をさせるだけかと思っていたが，診察室では見ることができない具体的な患者の様子が観察でき，機能の評価も通常の診察では得られないものが分かった」と聞かれるようになった．その声が主治医にも伝わり，作業療法の認可につながることとなった．また，入院の急性期状態から大学病院精神科神経科に全国で初めて開設されたデイケアと連携させ，退院後の作業所や授産施設ハローワーク利用への支援など，入院から社会参加まで一貫した治療，援助，生活支援システムの構築に向けた多くのノウハウが蓄積された．

それまで，精神科作業療法は病状が落ちついて作業が可能になってから処方されるというのが一般的で，私たちが無認可で作業療法を試み始めたときも京大病院の医師でさえ，作業療法は病状が落ちついてからという考えの医師が大半であった．そういう意味では，作業をもちいて病状を軽減させ，生活に必要なリハビリテーションができる状態にするリハレディネスという概念を初めて具体的に示すことができ，学会での発表などを通して，急性期早期作業療法のシステムが全国に浸透するようになった．第 2 章の「パラレルな場（トポス）」という概念と併せて，病院医療から地域支援へという方向性も明確になり，私たちの試みがわが国の精神科作業療法を大きく変えるきっかけになったと自負している．

3・1・1 私の社会復帰に 2 年

しかし，この一連の動きが起動するまでに，2 年あまりを要した．精神科病院で勤務していた 7，8 年という期間，大きな病院に作業療法を開設し浸透させるということに生活の大半の時間を費やし，私自身が社会から遠ざかっていたことの影響と思われるが，普通の社会での生活に慣れるのに，私自身の社会復帰に本当に 2 年あまり必要だった．今浦島ではないが，そのような感じであった．病院での患者とのかかわりは，特に統合失調症の患者とのかかわりでは，半日一緒に居ても一言か二言しか口をきかないということも稀ではなかった．言葉より気持ちを聴き取るというかかわりが主だったためと思われる．その

ためか，いつの間にか治療に関すること以外，普通に人と会話するのが苦手というか億劫になってしまっていた．普通のひととのかかわりにおいてはかなりこちらからも話すことが求められたからである．それが，社会復帰に2年の理由である．

3・1・2 臨床研究―入院医療から社会復帰まで一貫したシステム

臨床研究は，デイケアの指導をすることになったのと学部学生の臨床実習指導のため精神科神経科病棟とのかかわりが始まったため，急性期から社会参加まで一貫した作業療法による支援システムを研究課題の一つにすることができた．そのため，当時の精神科神経科の教授であった木村（敏）先生とかかわりができ，木村先生の臨床や精神病，特に統合失調症に対する病理に関する考え方や京都学派[註1]の哲学を学ぶことになった．

1）京都学派との出会い

西田幾多郎は，京都学派の創始者で，西田の哲学体系は西田哲学と呼ばれ，参禅経験と近代哲学を基礎に，仏教思想，西洋哲学の融合によって生まれた．禅仏教の「無の境地」を哲学論理化した純粋経験論に基づく純粋経験を自覚することで自己発展していく自覚論，意識の存在の場としての場の論理論，そして場が宗教的・道徳的に統合される絶対矛盾的自己同一論へと展開した．

B. C. 5〜6世紀に，古代ギリシャで唱えられたピュシス[註2]のなかでは，人間が自然を理解しようとして近づくと，自然は奥へ奥へと隠れてしまい，人間には本当の自然の姿というものが理解できないと考えられていた．これは，のちにソクラテスにより考え出されて弁証法（問答法）として，西洋哲学の原型となった．個は，世界に一つしかなくそれぞれ異なっている，その異なっているものを明らかにしようと思うと，「他者と自分」という問題につき当たり，違っているものがどうして一つに分かりあえるのか，という矛盾が生じる．矛盾律の下で矛盾するものはすべて避けてきた西洋哲学には，「絶対矛盾的自己同一」という考え方はない．

そこに，西田は「絶対矛盾」であれば「自己同一」であるということを発見した．西洋哲学が2000年以上の歴史のなかで解けなかった問題，心身関係論を，西田は存在と実在の違いについて考えることで解いた．

西田は思想の輸入や文献学的なアプローチをとることなく，先人らの思考法から独自の思想を展開しているため，独創的で難解で，禅の実践から生みだされた学風は文献学者や哲学学者への痛烈なアンチテーゼを含んでいた．そして『善の研究』で，経験・現実・善と宗教についてふれ，思想・意志・知的直観・純粋な経験に思いをはせることがもっとも深い形の経験と論じている．

2）作業療法と西田哲学

生活に必要な大半の作業は，自分の身体を常に意識して確認しなくても遂行できる．それは，その時している作業にともなう感覚情報によって再修正された身体図式（body schema）が尺度となって，新たな身体像（body image）が適切に立ち上がるからである．

失われた自己と身体との関係性を取り戻し，身体を介した自分以外のモノ，自然，人，コト，時間，生活や社会との関係性を回復する．作業にともなう実感としての具体的な感

覚情報によって再修正された身体図式を尺度とするという視点で，西田哲学は作業療法原理と深く関連していると言えよう．

3・2 臨床の「確からしさ」の言語化1

そして，病院から大学に移動することになり，それまで臨床で体験してきた「確からしさ」を具体的に実証することと言葉にすることを積極的に始めた．

その最初の言語化は，就職と同時に実習を受けなければならない教育事情のなかで，臨床をスタートし，4年目から学校教育の手伝いを始め，自分が教えた学生を他校の学生と共に実習で引き受け，9年目からは，学校教育の側から実習指導者と協力する立場になり，臨床教育のなかのインフォーマルな問題にふれることが多くなったときの問題の一つの「きそい」に関するものだった（山根，1991）．

3・2・1 「きそい」とは

臨床で働く作業療法士も養成校の教師も不足し即戦力を育成することが求められていた当時，臨床実習は，実習指導者に多くの時間とエネルギーの負担をかけながら，ときにその費やした時間やエネルギーが生きないことがあった．その理由として，学校教育の内容に関するものも含み，実習生側の取り組み方や知識に関するものと，指導する側の指導技術に関するものとがある．

学校教育の内容や実習指導者自身の専門知識や技術に関しては，比較的検討されるようになっていたが，指導技術に関係した問題については，少しふれられるようになっていた（松浦ら，1988；早川ら，1990）が，「きそい」は状況として起き，臨床教育の効果のみならず，指導者自身の成長の妨げになる．私自身も何度か，直接・間接的に巻き込みまた巻き込まれ，大変エネルギーを消耗した．

「きそい」は個人の成長プロセスに関係するものであるが，現状の教育事情など，外的因子も大きく影響している．後進を育て，われわれ自身が成長するためにも，教育・臨床それぞれの立場を超え，指導と成長の妨げとなる状況を把握し，お互いの遠慮を超えて検討することが必要である．

「きそい」とは，**表3-1**の条件を満たす状況全体をまとめて示すために，私がもちいた造語である．日常経験する「競う」状態を示したものであるが，心理学的概念でいえば，「きそい」を中心概念とし「争い（rivalry）」を含む「競争（competition）」に近いものに，「争い」に昇華される前の「衝突（conflict）」のニュアンスをも含んだ総括的な状態を示すと考えてよい．スポーツにたとえると，「きそい」はランニングに相当し「争い」は直接の相手とルールのあるフットボールにあたる．そして「きそい」に含む「衝突」は本来の双方的相互関係ではなく，本論の主旨から一方からの競う状況を指している．双方的相互関係の場合は「きそいあい」に含まれるものとする．

具体的には**表3-1**に示すように，人が成長するプロセスにおいて，自分が到達したいと思っているレベルに達していない時期に，自己の現状に対する不満や不安から，理想の自己像や置き換えられた対象に対して張り合う現象を称して「きそい」と言う．

「きそい」は職種を問わず，また基本的には仕事だけでなく，趣味や創作活動であって

表 3-1　「きそい」の条件

①「きそい」は個人の成長プロセスで必ず発生する.
②「きそい」の発生の源は成長（達成）欲求である.
③「きそい」の対象は，基本的には自己内部の理想（目標）とする自己像である.
④「きそい」の対象が他の事象や人に置き換えられることがある.
⑤「きそい」はプロフェッショナルアイデンティティーが確立すると，置き換えられた
　対象に対するものは消滅する.

も，自分が何か達成目標をもつ場合には必ず起きるものであり，成長（達成）欲求を発生の源としている.

　したがって，自己のプロフェッショナルアイデンティティーが確立されるにつれ，置き換えられた対象に対する「きそい」は消滅する．そして，理想とする自己像を対象とする「きそい」は，画家や音楽家が常に納得できるものを目指して作品を制作し続けるように，自己実現へ向けての行動を支える.

3・2・2　「きそい」の背景

　「きそい」の起きる背景には，主因子としての学習・習熟プロセス，個人的特性と，背景因子としての作業療法士の教育・養成事情，実習領域による影響などがある．個人的特性とは，自己実現へ向けての成長欲求（マズロー，1987）の現れ方や臨床指導に対する構えなどである（図 3-1）.

　臨床実習を時間数でみると，現行のカリキュラムに比べて養成校でおこなわれる作業療法専門科目の 2 倍，新カリキュラムに比べても同時間を実習に費やすことになっている．臨床実習が教育のなかでこれほど大きな比重を占めながら，矢谷も述べているように（矢谷，1988），臨床実習指導者の現状は，依然として質より量の充足が必要な現状にある.

　量の不足は，作業療法創世期はともかくとしても，時代の要請とはいえ 1979（昭和 54）年以降，臨床教育システムの整備が応じきれないほどの速度で，急激に開校された養成校の増加（図 3-2）（山口，1990）によるものである．急激な学校数増加にともなう学生数の増加のなかで，実習施設の不足，実習指導者の不足が続いている．カリキュラムが見直され（鷲田，1989；緒方，1989），臨床実習のあり方なども検討されてきた（日本作業療法士協会編，1989；比留間，1990）が，学校教育・臨床実習ともに多くの課題を抱えたままである．臨床実習指導者を育成する卒後研修については，1975（昭和 50）年より厚生省主催による長期講習会などの機会も設けられてはいるが，状況に応じきれていない.

　そうした現状のなかで，年間約 600 名，延べ 1,800 件（旧カリキュラム換算）の実習が実際におこなわれてきた．矢谷の報告（矢谷，1988）や日本作業療法士協会がおこなったアンケート（日本作業療法士協会教育部，1986）などからも明らかなように，必然的に臨床経験の浅い作業療法士や，一人職場で自分自身の指導を受ける機会の少ない作業療法士も，臨床実習を引きうけざるを得ないのが実状であった.

　この教育・養成面の事情からくる無理が

　・実習施設の不足

　・実習指導者の不足

　・臨床教育目標，内容の不統一

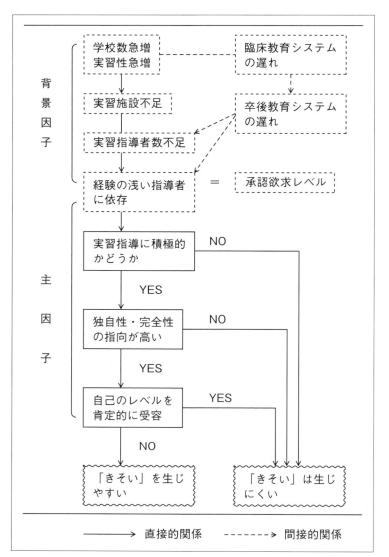

図 3-1 「きそい」の関連図

　・卒後教育システムの遅れ
を生み，臨床実習で起きる問題にふれることへの遠慮となっていたと考える．特に臨床実習指導者の成長プロセスにふれる問題に対しては，すべての体制が不備なだけにふれにくいものと思われる．そのため，問題への対応をインフォーマルなものにし，結果的に「きそい」の未解決にもつながる因子となった．

3・2・3　専門領域の影響

　「きそい」を起こしやすい状況因子のなかで，個人因子にも影響を与える共通因子として，専門領域の影響がある．定義から明らかなように「きそい」は，技の習熟プロセスにおいて専門職として教えるべき知識・技術に対する確信や自信がもてるまでに至らない状況で起きやすい．逆に見ると，確信や自信がもちにくい知識や技術の習得を必要とする場合に，「きそい」を起こしやすいと言える．
　例えばROM（関節可動域）測定と対人関係パターンの評価を比較してみる．ROM測定

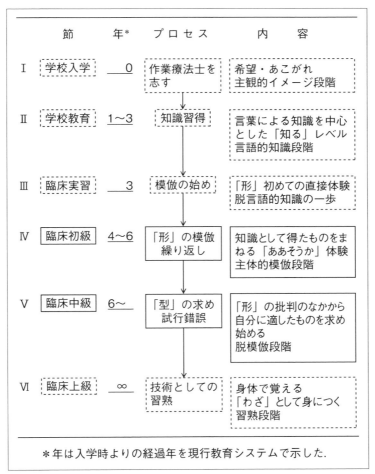

	節	年*	プロセス	内　容
I	学校入学	0	作業療法士を志す	希望・あこがれ 主観的イメージ段階
II	学校教育	1〜3	知識習得	言葉による知識を中心とした「知る」レベル 言語的知識段階
III	臨床実習	3	模倣の始め	「形」初めての直接体験 脱言語的知識の一歩
IV	臨床初級	4〜6	「形」の模倣 繰り返し	知識として得たものをまねる「ああそうか」体験 主体的模倣段階
V	臨床中級	6〜	「型」の求め 試行錯誤	「形」の批判のなかから自分に適したものを求め始める 脱模倣段階
VI	臨床上級	∞	技術としての習熟	身体で覚える 「わざ」として身につく習熟段階

＊年は入学時よりの経過年を現行教育システムで示した.

図 3-2　作業療法技術習熟プロセスの構造

は2者が共通に視覚で確認でき，その結果を客観的な数値で比較できる．そして基本的な測定技術習得まで，客観的なデータを根拠として示しながらの指導が可能である．一方，対人関係パターンの評価は，共通の観察場面をもっても，それを客観的に記述する技術はむずかしい．これは観察の段階ですでに主観が入るためである．そして観察されたデータから被対象者の対人パターンの評価をおこなう場合，評価者間の評価結果を比較する客観的な基準はないに等しく，その判断に際して，初心者ほど個人の主観的な価値判断が大きく影響する．さらに，技術習得期間も，視覚で客観的に確認・再現できる ROM 測定は，対人パターン評価技術の習得期間ほど習得に必要な期間の個人差が大きくない．

　こうした評価手段や治療技術の違いから，客観的基準の示しにくい精神科領域に近い分野ほど「きそい」を起こしやすい因子が多い．実際に実習指導者会議での内容や，実習中の訪問などでもその領域による影響が見られる．

　数値化されれば客観的であるとはいえないが，精神科領域のこうした特徴は，他の領域に比べると従事者数に比較して少ない学会発表等の論文数や，その内容の客観的判断の困難さなどからもうかがえる．

　作業療法士は，人を相手とする医療従事者のなかにおいても，自分の知識や技術をワンウエイな方法で提供するだけではすまない職種の一つである．対象分野により多少の差は

あるが，基本的には人とのかかわりの技術を基礎に，治療や援助をおこなう職種と言える．

　こうした職種の技術の教授（習得）方式，技術者としての習熟のプロセスには，カリキュラムや技術習得マニュアルの整備では補えない要素がある．「わざ」の習得過程に見られるように，最初は「形」の模倣に始まり，繰り返しと試行錯誤のなかで，自分の技術の「型」として身につく習熟へと，一定のプロセスと時間を要する．このプロセスの構造を簡単に図示すると，図3-2のようになる．図3-2の「年」の部分の数字は，作業療法士を目指してきた年を基準とした経過年数である．

　臨床実習を受ける実習指導者の条件である，経験年数3年以上というのは，図3-2に示すⅣ（臨床初級）からⅤ（臨床中級）へ移り始める時期にあたる．作業療法士としての技術が身につくプロセスからみると，模倣から脱し，これから自分なりの技術を身につけようとし始める時期である．こうした自分自身の成長過程の初期に，人に何かを教えるということは，精神的に大きな負担を負うことが多い．

　その負担の原因については，

　①教える側は，自分がⅡからⅢの段階で得た理想的イメージと臨床の現象との比較は終わったが，その違いをまだうまく言語化できない．

　②そして，自分の技術として確信や自信をもてるものがまだ少ない．

　③そのため，教えることのできる内容が，自分が教わったことの形式的な伝達が主になる．

　④教わる側はⅡないしⅢの段階にあたり，断片的な理想的イメージしかもっていないため，指導者に対して理想状況を無意識に要求しやすい．

といったことが考えられる．

　しかしこのような段階にあっても，自己の作業療法士としての成長欲求が希薄な場合や，技術の到達レベルにかかわらず自分の実際の能力が把握できていて，その段階での自分の能力の限界を含めて，「今はこれでいい」と肯定的に受け止めている場合は，「きそい」に巻き込まれることは少ない．技術の習熟プロセスの初期段階が，「きそい」を生みやすい状況としての因子をもっているということである．

　この状況因子に対して，個人的な因子である性格因子や指導に対する構え（取り組む姿勢）が加わることで，「きそい」が生じる．

3・2・4 「きそい」に見られる個人因子

　技術習熟プロセスの初期段階においては，さまざまな対象を手本とし，同一化したり反発したりしながら，自分にあったものを取り入れ，身につけていく．この同一化の過程において，自分が求めるレベルとの差のなかで起きる現象が「きそい」である．

　図3-2の習熟プロセスのⅢからⅣへの移行期は，マズローの欲求の階層（図3-3）でみれば，承認への欲求の段階である．まだ人によっては自分の基本的な知識や技術が不確かで，自信がなく，他者から認められることで自信をもちたいという，いわゆる基本的な欠乏欲求が満たされていない段階と言える．

　したがって，経験の浅い指導者は，他者に対して自分の不満足な知識や技術を伝えることに抵抗を覚え，無意識のうちに無理をしてしまいがちになる．それが臨床指導という場で，いろいろな「きそい」の形として現れ，現れ方は個人因子により異なる．この場合の

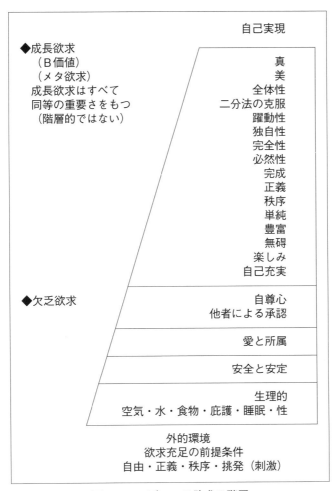

◆成長欲求
　（B価値）
　（メタ欲求）
成長欲求はすべて
同等の重要さをもつ
　（階層的ではない）

自己実現

真
美
全体性
二分法の克服
躍動性
独自性
完全性
必然性
完成
正義
秩序
単純
豊富
無碍
楽しみ
自己充実

◆欠乏欲求

自尊心
他者による承認

愛と所属

安全と安定

生理的
空気・水・食物・庇護・睡眠・性

外的環境
欲求充足の前提条件
自由・正義・秩序・挑発（刺激）

図 3-3　マズローの欲求の階層

個人因子とは成長欲求の要素（岡野，1990）である独自性・完全性の指向の強さ，自己認知，優劣に対するコンプレックス（河合，1977）などである．

3・2・5　「きそい」を活かす

　まだパイオニアの時代かと言った小川の言葉（小川，1990）にもあるように，競りあって走ることができるくらいの力をつけるには，成長欲求の現れである「きそい」をよりよく活かすことが必要である．「きそい」の状況因子の影響に関しては，個人の努力だけでは解決困難なものもある．しかし，個人的な因子やそれらの相関により生じるものに関しては，逆にそれを活かし，自己の成長を促すことが可能である．

　「きそい」の活かし方について考えてみると，まず第一に大切なことは，

　・「きそい」は成長欲求の現れであると肯定的に認める．
　・「きそい」は成長プロセスに必ず現れると自覚する．

ことである．なぜなら，「きそい」の状態にあるとき，自分が「きそい」に振り回されていることを自覚できないだけでなく，指摘されても抵抗が起きやすい．特に対象が置き換えられているときにはそうである．したがって，最初から，知識としてでもこのような認識をもっておくことが役に立つ．

そして，実際に「きそい」が起き始めてからは，

・「きそい」の状況にある自分に気づく．

・「きそい」の対象が自己から他へ置き換えられている状況から脱出する．

ことが必要になる．

　「きそい」の状態に多少でも苦しみ始めたときは，すでに「きそい」から抜け出す準備ができ始めていると．大変なのは「きそい」の状態にある自分に気づかず，余分なエネルギーを消費しているときである．

　自分自身が成長しつつ後進を育てるという臨床実習指導本来のあり方に視点をおいて，「きそい」の背景・状況分析を試みた．「きそい」が起きるというのは，意識しているいないにかかわらず，自分がこのままの状態ではよくないという気持ちがあるということである．「きそい」は人の成長を支える大切な要素であるが，他者に対して何かを指導する，援助するという対人的なかかわりのなかにおいては，「きそい」の対象が自分から他に置き換えられると，自己の成長の妨げになるだけでなく，本来の指導・援助すら歪んだものになる．

　この「きそい」分析は，「きそい」の本質を理解し，不必要な「きそい」に振り回されることなく，後進に技術を伝達することを目的におこなったものである．

3・3 │ 臨床の「確からしさ」の言語化2

　精神障害に対する治療・援助には，社会的学習理論や認知行動理論を背景とする生活技能訓練（SST）（Liberman et al., 1989；1992）のように，技法として構造化された方法で積極的にモデルを示し訓練するもの，森田療法（阿部，1987）のように治療枠を明確にし本人の気づきや自己治癒を促すもの，自閉療法（神田橋，1988）のように自我を侵襲しない場を保障し自己治癒を待つものなど，さまざまなかかわりがある．

　構造化された方法は，問題を明確にし即効的な効果がある反面，適応対象や効果の持続の限界，般化のしにくさといった問題をあわせもつ．また即効性を求めるものほど，対象者の病理など根元的な問題にふれることが多いため，負担が大きくややもすると以後の回復過程を屈折させる危険性がある．一方自己治癒を重視する方法は，その侵襲性の少ない柔らかな治療構造が持続的な治療効果をもたらす．しかし，明確な見通しのない入院のように，曖昧な治療構造が長期に続けば，病理性を固着させるだけでなく二次的な障害を引き起こす危険性がある．

　本論では，大学医学部附属病院（京都大学）でおこなっている週1回の自由参加の作業療法（梶原ら，1992；1996）（以下OTC，OT Clinicの略）の場を通して，汚言coprolaliaに葛藤しながら人と関わる自信を取りもどしていったジル・ドゥ・ラ・トゥレット症候群の患者とのかかわりから，病理にふれず利用者の言動を自己治癒努力としての対処行動coping（Monat et al., 1985；林ら，1994）と受け止め，内在する健康な活動欲を満たす（引き出す），病理に直接「ふれない」ことの治療的意味について述べる．

3・3・1　症例

　症例は，16歳，ジル・ドゥ・ラ・トゥレット症候群の男性．2歳時，瞬目チックが短期

間見られるが放置され，父親が別居した小学校 3 年の頃より意味のない「ダッダッ」などの音声チック vocal tic が始まった．小学校 6 年の頃から強迫行為が目立つようになり，汚言や反響言語 echolalia が頻発するようになった．中学 2 年の頃両親が離婚し，この頃から母や姉に対する粗暴行為が始まった．中学校は不登校気味で大半を保健室ですごす．児童福祉センターを受診し，整体治療や催眠療法などさまざまな治療法を試みながら，定時制高校に進学した．この間に服薬の経験も断続的だがあったようである．高校 2 年生の頃，ある新興宗教の信者宅でその宗教のいう「精神療法」を受け，断薬を命じられ不安感が増大した．それを契機に自宅にこもるようになり，半年後に初めての入院（今回の入院）となった．

　規則正しい生活がしたいが，実行できない，ボランティアをしたり高校にも通って友達と交流したいが，汚言が頻回に出て人を不愉快にさせるような気がするという．描画や工芸などの創作活動が好きなため，病棟スタッフに勧められ，入院直後から作業療法に参加する．主治医からは，対人関係の学習および自己表現の場の提供として作業療法に参加できればというコメントが後日あった．セレネース（16 mg），ハロペリドール（25 mg）が投薬され，病棟生活における身辺処理や生活管理等は支障なく自立していた．

3・3・2　経過

　経過を作業活動，行動，活動中の症状の変化から 3 期に分けて紹介する．

1）1 期：「作業依存→自己表出」1〜8 か月

　参加初日から，持参した石粉粘土でひたすらペンダントを作成してすごす．創作中，会話中を問わず音声チック（汚言）が頻回に聞かれる．女性の性器や性行動を示す短いスラングを，大きな投げつけるような声で表情も変えず繰り返し発する．身体は大きいが，服装は中性的で，仕草や言葉遣いは年相応の男の子というよりやや女性的な印象を受けた．同年代の男性患者との交流はあまり見られず，もっぱら女性患者に自分が作ったペンダントなどをプレゼントすることで病棟内の交流が保たれていた．

　作業療法士や学生とは，問われると緊張しながら作品の作り方を教えるなど自分の得意な作業活動を通してかかわりをもつ．少し慣れてくると学生には冗談を言ったり，からかったり，道具的に使ったりするようになった．親子ほど年齢差のある作業療法士の私とは，少し距離をとりながら，次第に陶芸を教えて欲しいと頼んだりするようになり，時折わがままも言うようになった．

　ペンダント作りとプレゼントは 4 か月あまりで減少し始め，絵画や楽器作りなど他の活動に興味が広がった．両親の話題にはふれないが，祖父との思い出などを話すようになった．汚言に対しては，言ってはいけないと思いながら出てしまい，気にはなるが出るとすっとすると言う．音声チックははっきりした言葉から「ウッウッ」という短音に変わり始めたが，研修医や看護者など病棟の治療スタッフが来室したときには，「うっとい」「ほっとけ」といった言葉がチックとして聞かれた．

2）2 期：「行動の広がり」9 か月〜1 年

　自作した楽器をならしたり，絵を描いたりと行動にも広がりが見られるようになる．毎

年開かれている作業所の合同バザーに，作りためていた自作ペンダントを出品するので，革のレースが欲しいと言う．売れたらレース代を払うということで，ペンダント30個相当分の革レースを提供するとニコニコして持ち帰った．バザー終了後，大半が売れたが売り上げを共同作業所に寄付した．革レースも寄付にして欲しいと嬉しそうにバザーの様子を報告に来た．外泊時の行動にも広がりが見られ，活動中や会話時の音声チックも時折短音が発せられる程度になった．

3）3期：「巣立ちの準備」1年～1年4か月

この期には，作業療法に来ても特に作業活動をすることもなく，自分のデザイン帳を持ってきて作業療法士に見せたり，いろいろな作業活動に関する質問をしたりと，大半を作業療法士や他の患者との雑談ですごすようになった．そして1年4か月で退院となった．

4）その後：退院～約2年半

退院後は3～6か月に一度程度顔を見せ，近況などを話し遊んで帰る．自分の主治医は見限った，一人立ちするといったような強がりも言ってみたりしながら，少しずつ内的生活から現実生活への移行が進んでいるようであった．成人式もすみ，体つきや言葉も男性的になり，来室の間隔は次第に長くなり，来室時には音声チックは聞かれなくなった．

3・3・3　考察

汚言に葛藤しながら人とのかかわりを回復し，再び生活の場に戻っていった過程で，作業活動，場，かかわりが果たした役割と直接病理に「ふれない」ことの治療的意味についてまとめる．

1）作業活動の役割

1期はさまざまな刺激を回避し安全安心が保障されるなかで，少しずつ現実生活に復帰する探索と試行に向かう時期にあたる．自分が得意なペンダントを作るという行為は，汚言に対する葛藤，対人緊張，初めての入院に対する不安緊張から，患者を保護する依存対象（作業依存）の役割と自己表出の手段としての機能を果たしている．またペンダントの作り方を他者に教えたり，作品をプレゼントする行為は，対人緊張の高い患者にとって，非言語的なコミュニケーションの手段としての役割も果たしている．作業活動の具現化，刺激の単一化・軽減，非言語的表現（カタルシス効果とコミュニケーション手段）機能にあたり，他者や自分以外の世界と適度な距離を保ちながらかかわりをもつのに利用される．

徐々に場に慣れてきてからは，陶芸や電気ペンによる革細工，楽器作り，ペンダントのデザインなどいろいろな作業活動を試みるようになっている．これらは作業活動を介した一種の探索行動にあたり，患者自身の現実検討の機会になっている．

2期は探索行動を経て行動が広がり，自信を回復した時期である．プレゼントした作品が喜ばれたり，共同作業所のバザーで作品が売れて，その売り上げを寄付して喜ばれたことなどが，自己愛を充足するとともに，自信の回復に大きな役割を果たしたと考えられる．

3期は生活の場に復帰する気持ちを整理し退院するきっかけを待っていた期にあたる．具体的な作業活動は減少し，自分の気持ちを言語化するなど内面的活動が中心となってい

る．

　このように，作業依存による不安緊張場面の回避，非言語的なカタルシス，探索，現実検討と自信回復まで作業活動を介した一連の行為は，患者の自己治癒努力としての適応的な対処行動（Monat et al., 1985；林ら，1994）の役割を果たしている．そして作業活動は現実の世界に戻る移行対象（牛島，1982；ウィニコット，1979）としての意味をもっている．

2）場について

　OTC の場は病院という社会から保護された空間のなかにあり，しかも治療の中心である病棟より少し離れたところにある．そのことが治療的保護下にありながら，評価の目で見られない安心感や，病気，治療対象として見られない開放感をもたらしている．また，病棟の治療スタッフとは違う学生や作業療法士とのかかわり，作業活動を中心とした場ということも，安心感や開放感を与えている．

　「言ってはいけないと思いながら出てしまい，気にはなるが出るとすっとする」と患者自身が述べているように，「出す快」と「我慢する不快」との間で葛藤するトゥーレット症候群の患者にとって，安全が脅かされず安心してチックが出せる環境（斉藤，1994）が，自分の症状を意識させられない場として大きな意味をもったものと思われる．また，自分の好きな活動にこもったり，新しいことに取り組める場は，現実生活に対するモラトリアムの意味をもつ場であったと言える．

　処方の有無を問わず，OTC のような自由な活動が保障された場は，病棟の機能と同様に治療的退行を保障するとともに，病気や入院というさまざまなストレス状況に対する適応的な対処行動を保障する．そして，適応的な対処行動が保障されることで，脆弱な自我を保護し，自己能力の現実検討，自信の回復といった自己治癒過程が促進される．

3）「ふれない」かかわり

　自我の脆弱な患者や思春期心性に対する微妙な配慮が必要な患者にとって，かかわりすぎることが非治療的になることが多い．しかし「ふれない」ということは，物理的な場を提供するだけの偶発性に頼る単なる無構造な場とはまったく異なる．「ふれない」という見方の言葉の響きのよさに依存して，治療や援助に携わる者の責任や役割の曖昧さの言い訳になっては困る．病理に直接ふれるかふれないかは，心理療法などでも指摘されている「治ること」と「治すこと」（河合，1989）といった二律背反を含む問題である．本当に意味あることに関わり，必要以上の介入をしない，そのためには対象となる疾患や障害の病理を十分理解しておくことが求められる．病理に直接「ふれない」かかわりとは，疾患や障害の特性を十分理解した上で，作業活動の移行対象としての役割，作業活動を介した行為の対処行動としての機能，場の意味などを考慮し，病理性に目を奪われることなく，患者の自己治癒過程を支えることと言えよう．そうした「ふれない」かかわりが患者の自尊心を傷つけずこちらを観察する時間を提供するため，時期が来ればふれられていない部分について自分から話すようにもなる（自己開示）．

　脆弱な自我と傷つきやすい自尊心のなかで揺れる思春期心性にとって，ハロペリドールなど薬物の効果（中井，1993；斉藤，1994；飯塚ら，1980）とともに，こうした自己治

癒課程を促進する場やかかわりが必要である．それは自己治癒過程の促進という意味だけでなく，ライフサイクルの重要な時期，罹患による二次的な生活上の障害を防ぐという意味において，もっと考慮されなければならないことである．

症例の患者にとっても，自分の病理に直接ふれられることなく，ペンダントなどを自由に作る場が保障され，活動や作品を介して他者と関わり，作業療法士や学生がその自己愛や有能感を充足する道具になりながら，生活者としてのモデルの役割を示していたことなどが，自我を脅かすことのない，自己開示・自己洞察の一助となったと言える．

4）適応対象と留意点

病理に直接「ふれない」かかわりが適応と思われる対象は，①〜④までが考えられる．

対象①は，病理にふれることがより大きな混乱をまねく状態にある者にあたる．このような対象に対しては，病理にふれるより安全・安心の保障がかかわりの前提となる．作業活動を刺激の単一化や減少など対象者の安心・安全の保障手段としてもちい，症状の軽減や二次的障害の予防を主な目的とする．

対象②は，本症例のように脆い自我と傷つきやすい自尊心をもつ思春期から青年期前期にかけた主に神経症圏内の者で，治療関係が十分成立していない状態にあたる．深い介入をせず対象者の有能感や自己愛の充足のための探索の場を提供する．神経症圏内では他部門で精神療法などがおこなわれている場合も多く，作業活動をもちいる作業療法としては，そうした病理にふれる治療を相補的に活かすために，適応的なアクティングアウト，探索行動，自己愛充足の場を提供する役割をとることが多い．そのような場合は病理にふれず，健康な側面の自己表出を支える形で，適応的な対処行動を保障する．

対象③は，病理にふれることが機能障害をより重篤にするような対象である．病理にふれるより生活上の障害を減少する環境調整や少し生活の仕方を変えてみるオルタナティブな生活適応技能の習得を援助するといったかかわりが適している．

このような病理に直接ふれないことが治療的である対象に関わる場合に留意することとしては，「ふれない」ために病理に対する十分な知識をもち対象者の状態を理解すること，提供する場やかかわりと治療者の意図に二重性をもたせないことが大切である．そして，何よりも作業療法士自身が社会的学習のモデルとしての意識をもち，生活に対する希望や興味をもって接しながら，対象者の自己治癒を信じて待てる（ゆだねる）ことが必要である．

3・4 ┃ 大学における教育

大学における教育は，大学への移動当初は医療技術短期大学部だったので，作業療法学専攻の学資の講義と臨床実習指導だったが，医学部保健学科になってからは，修士課程の院生の研究指導，後期課程が始まってからはその研究指導と合わせて，医学部医学科の学部生のリハビリテーションに関する講義や他学部の教養科目としてのリハビリテーションに関する基本的な講義などずいぶん多くの講義を受け持つことになった．

医学部医学科の教員は自分の専門について週1コマ程度の教育負担だったのに比べ，私たち人間健康科学の教員は週に5コマ6コマは普通でそれに学内での臨床実習ももたなければならなかった．理由はいろいろあるのだろうが何か差別的扱いを受けているように感

じた．コ・メディカルと称され医師とは異なる資格で，後から医学部に付け加えられたような形でできた部署なので，同じ医学部医学科の教授であっても，教授会も別に開かれていた．これは，私立の大学では考えられないことであるが，国立の医学部医学科は，薬学や獣医学も医学部からは外していることが多く，日本に大学教育が始まったときからの風習の名残のようなものと思われる．

いずれにしても，そういう状況であったから，精神障害に対する作業療法と学内実習，そして私が赴任したときに新しく指定科目として始まった基礎作業学が専門の講義として私が担当した科目である．これらに医学部医学科の学生や他学部の学生の共通科目としての「リハビリテーションの基本」の講義が加わり大変だった．

さらに，すでに述べたように当時はいずれも基本のテキスト，特に精神障害領域のテキストはなかったため，新しく指定科目になった基礎作業学を合わせて，講義資料を毎回作成しなければならなかった．大変であったが，その経験が後々の臨床の体験の言語化という私のライフワークの基本作業になったのは不幸中の幸いとも言えるものだった．

3・5 　医学部附属病院でしたこと

京都大学に移動と同時に，その年にわが国の国立大学では初めての精神科デイケアが京都大学医学部精神科神経科で開設され，そのデイケアの指導をすることになった．そのため，当時の医療技術短期大学部（現医学部医学科人間健康科学部）の作業療法学専攻の学生の実習指導のためにデイケアプログラムがない水曜日に，精神科作業療法が開設されていなかった入院病棟の患者を対象に，主治医の同意を得て自由参加の作業療法を開始したことと併せて，精神科作業療法入院から外来，作業所やハローワーク，授産事業など社会資源を利用した就労支援，社会参加の促進へと，一貫したリハビリテーションシステムの構築に向けた取り組みを始めた．

この取り組みで確認されたことを学会で発表（梶原ら，1992；1996；山根，1997）し，それをきっかけにそれまで作業ができるようになってからしか処方が出されなかった精神科作業療法に，急性期から処方が出されるようになった．本来の生活技能のトレーニングとしての作業療法が開始できるように作業をもちいて病状を軽減するリハレディネスとしての急性期（早期）作業療法が全国的に試みられるようになり，急性期作業療法をおこなう「パラレルな場」という治療構造に対する認識も広まった．これは精神疾患に対するリハビリテーションにとっては画期的なことであった．旧来の精神科作業療法に対する認識や精神疾患の治療や援助，生活支援を大きく転換させることになったのである．

3・6 　地域支援で学んだこと

地域生活支援を中心に臨床と研究活動をしてよいという条件で，精神科病院から大学に移動したため，移動の初年度から京都府下で初めて，全国的にも30施設くらいしかなかった精神障害者に対する授産施設の開設，運営の相談，作業所を併設したグループホームの開設などをしたことにより，それまで病院のなかでのリハビリテーションでは得られなかった多くの学びがあった．

まず，入院生活の場と地域社会における生活の場で見られる精神障害があるとされる人たちに見られる生活がまったく違うということである．病院のなかではやはり患者としての役割を担った姿しか見られず，地域社会のなかでは病いがあっても生きる生活者としての生き生きとした姿があった．このことにより「病いや障害があっても町で暮らす」「病いを生きる，病いと生きる，病いも生きる」というストレングスモデルやリカバリー支援の基本的な概念の具体的な確認ができた．

3・7 臨床経験の言語化

　そして臨床で確認した「確からしさ」の言語化は，3・2や3・3で紹介した学会発表や論文に加えて，養成校の教育でテキストとして使われるようになった書籍による言語化の試みであった．この言語化については第5章「作業療法臨床の言語化」で詳しく紹介する．

参考文献

・阿部　亨（1987）．森田療法の原法．森田療法―理論と実際（大原健士郎編）（精神科 MOOK 19）．金原出版．pp18-26.

・飯塚礼二，斉藤幹郎，関　健（1980）．精神疾患における Haloperidol の効果とその評価―Gilles de la Tourette 症候群をとおして．精神医学 22：1211-1215.

・早川俊秀，上田利一，萩原浩子（1990）．私のスーパーバイザー論．OT ジャーナル 24：334-345.

・林峻一郎，佐藤浩信（1994）．「対処」について．精神科治療学 9：929-938.

・比留間ちづ子（1990）．臨床実習はどうあるべきか（受け入れ側の立場から）．OT ジャーナル 24：320-326.

・梶原香里，山根　寛（1992）．精神科プレ・クリニックの教育的効果について．作業療法 11（特別号）．

・梶原香里，山根　寛（1996）．自由参加の精神科作業療法の治療構造．作業療法 15（特別号）．

・神田橋穣治（1988）．自閉の利用．発想の航跡．岩崎学術出版社．pp194-228.

・河合隼雄（1977）．無意識の構造．中公新書．

・河合隼雄（1989）．「治ること」と「治すこと」．季刊精神療法 15：116-121.

・Liberman RP, Derisi WJ（1989）．Social Skills Training for Psychiatric Patients. Pergamon Press, Oxford.

・Liberman RP（1992）．Handbook of Psychiatric Rehabilitation. Allyn & Bacon, Massachusetts.

・A. H. マズロー著，小口忠彦訳（1987）．改訂新版　人間性の心理学　モチベーションとパーソナリティ．産業能率大学出版部．

・松浦千衣，渡辺恵子，中山広宣（1988）．精神科臨床実習の問題に関して．作業療法 7：525-526.

・Monat A, Lazarus RS ed.（1985）．Stress and Coping. Columbia University Press, New York.

・中井久夫（1993）．ジル・ドゥ・ラ・トゥレット症候群の経験と考察．精神科治療学 8：208-216.

・日本作業療法士協会教育部（1986）．臨床教育に関するアンケート調査報告．作業療法 5：71-79.

・日本作業療法士協会編（1989）．実習カリキュラム班活動報告．作業療法 8：745-747.

・緒方　剛（1989）．学校養成施設の新指導要領．OT ジャーナル 23：640-646.

・小川恵子（1990）．巻頭言「まだパイオニアの時代か？」．作業療法 9：79.

・岡野守也（1990）．トランスパーソナル心理学．青土社．

・斉藤幹郎（1994）．Gilles de la Tourette 症候群．臨床精神医学 23（増刊号）：258-263.

・牛島定信（1982）．過渡対象をめぐって．精神分析研究 26：1-19.

・矢谷令子（1988）．作業療法士の卒前教育の現状と改善策の現状．総合リハ 16：189-196.

・山口鞆音（1990）．臨床実習はどうあるべきか（養成校教育者の立場から）．OT ジャーナル 24：327-333.

・鷲田孝保（1989）．「新・作業療法カリキュラム」決定と改定作業の経過について．作業療法 8：58-63.

・D. W. ウィニコット著，橋本雅雄訳（1979）．遊ぶことと現実．岩崎学術出版社．

・山根　寛（1991）．臨床実習指導者の成長過程より―「きそい」の分析．OT ジャーナル 25：45-52.

・山根　寛（1997）．「ふれない」ことの治療的意味．作業療法 16：360-367.

註

＊1　京都学派

　一般には，西田幾多郎と田邊元および彼らに師事した哲学者たちが形成した哲学の学派のことを指すが，京都大学人文科学研究所を中心とした学際的な研究を特色とした一派も，京都学派，あるいは哲学の京都学派と区別するために，新・京都学派とも称されている．その他にもさまざまな学問分野において『京都学派』と呼ばれるグループが存在している．

　その詳細な定義は国や研究者によって異なり，未だに世界各国で盛んな研究の対象となっているが，京都学派は西洋哲学と東洋思想の融合を目指した『善の研究』などで表される西田哲学の立場に立ち，東洋でありながら西洋化した日本で，ただ西洋哲学を受け入れるだけではなくそれといかに内面で折り合うことができるかを模索した．なお，鈴木大拙は西田の親友で，「（無）の思想を継承・展開」するという点でも相互に影響を与えあっている．

＊2　ピュシス【physis】

　単に物質的な自然でなく，生ける霊に満ちた能動的・有機的なものを指し，ギリシャ哲学の最初の主題となった．

4

日本作業療法士協会と私

私は，1982（昭和57）年5月に日本作業療法士協会（以下OT協会）の精神障害問題・学術・教育担当常務理事になり，2003（平成15）年6月から同協会の副会長として，学術・教育・精神障害問題担当理事，認定作業療法士研修講師，現職者研修講師，新人教育研修講師として，大学を停年退官の年に併せて協会理事を離任した2017（平成29）年6月まで協会の業務に携わった．

4・1　協会の理事になる前

　1982（昭和57）年5月に常務理事になる前は，協会の仕事は当時の谷合義旦学術部長の下で学術部員として手伝っていた．

4・2　なぜ私がOT協会の理事に

　私は，1982（昭和57）年5月にOT協会の会長だった矢谷令子先生から，「あなたも，そろそろ協会の仕事を手伝いなさい，理事の仕事は自分が担当する業務の会議と総会など年に4，5回上京する程度だから大丈夫よ」と言われて，お引き受けした．

　新人理事として何を担当するか，自分がやってもよい，これならできるというものをあげれば，そのなかから担当を決めると言われ，学術や教育的なこと，精神科作業療法に関するものなどをあげた．しかし，あげたもののなかから担当業務を決めると言われていたのに，学術，教育，精神障害，あげたものすべての担当を命じられた．それぞれの担当の会議がほぼ毎月，それに，協会が県士会に対しておこなう業務に担当理事として出向くなど，初年度でも年に40，50回あまり上京することになった．上京回数だけでも最初に矢谷先生から言われた10倍である．

1）学術部員時代の仕事

　谷合学術部長との学術部員としての仕事は，多くは会員の研修業務であったが，印象に残っているのは，フィドラー女史の講演とキールホフナー氏の京都での研修である．

　フィドラー女史が精神科領域の作業療法士であるということで，フィドラー女史の講演には，鈴木明子初代OT協会会長，冨岡詔子精神障害担当理事をはじめ日本の精神科領域の作業療法士が多数集まり盛況であった．フィドラー女史は自身が代表として力動精神医学を基盤とする精神科病院を，精神科医にご自身の配偶者を雇用し，経営されていた．ご自身が運営に携わられるようになったのは，よい精神科病院がないというのが理由であった．女史は大変精力的な人であるが，日本の女性よりも小柄で，私の女史の講演企画と進行を褒めてくださってハグされたが，小柄な私よりもさらに小柄であった記憶がある．

　キールホフナー氏は札幌で開催された日本作業療法学会の基調講演に招待されて来日した．その折に，京都に興味があるので京都を案内してくれれば，代わりに京都で講演をすると本人からの申し出があり，キールホフナー氏の書籍を訳した日本の理事を通して，京都の案内とその代わりに京都で公演をするがどうかという打診があった．キールホフナー氏は大変個性的な人物で，講演の途中で喉が渇くのでコカ・コーラを用意するように言われ，500mLのペットボトルを用意したら，これでは足りないと言われ2Lのボトルを2，

3本予備に購入したら，その日の半日の講演の間に全部飲んでしまわれた．本人はコカ・コーラ中毒のようなものだと笑っておられたが，確かに公演中に飲まれた量を思えばそうなのだろう．

さらに京都案内というのは，祇園の舞妓と京都の由緒ある場所で食事をしながら話したいという具体的な希望が，日本の理事を通して伝えられた．京都には住んでいたが，舞妓との食事などした経験がないため，これには困り，作業療法学科の教授たちに相談したら，そのとき手の外科の専門をされていた教授が，三味線の稽古で手首を痛めた舞妓の治療を手がけたことがあるので，その舞妓に聞いてみると言って聞いてくださった．

その舞妓に紹介されたのが桂小五郎ゆかりの料亭幾松というところだった．幾松は，幕末，新撰組に追われた桂小五郎をつづらに匿い，追ってきた新撰組につづらを開けるように迫られ，身を挺してかばったという逸話の芸子の名前から名付けられた，京都でも由緒ある料亭だった．そうした料亭は料理は自分の所では作らないで，出入りの仕出し屋に注文し，舞妓を呼んで部屋を貸すという仕組みになっている．一人あたりの料理が2，3万円から，そして舞妓さんと三味線を弾く地方さんひと組が10万円，舞妓を置屋から料亭まで運んでくる人にいくらかの心づけを払うのが通常だという．そのため何人かに事情を話して参加を募り，集まった約10名あまりから，一人4万円を頂いて何とかしのいだ．冷や汗ものの京都案内だった．

さらに京都案内の代わりに半日の講演を引き受けるという約束だったキールホフナー氏からは，3時間の講演料として別途10万円が請求された．日本には「おもてなし」の心があるが，これはキールホフナー氏には悪いが，何とも後味の悪い，日本の作業療法士が見下されたような「おもてなし」であった．しかし，これはキールホフナー氏が悪いのではなく，海外から著名な人を呼んでもてなすときの，最近はかなり薄れたが当時の日本人の拝外的な習慣の影響と思われる．私たちはもう少し自分たちの日本の文化に対する自負をもたなければならないと思った．

4・3 | 精神科作業療法領域担当の理事として

私がOT協会の理事になった当時は，作業療法全体に身体障害領域の作業療法士と精神障害領域の作業療法士の連携がうまくいっていないようだった．事情を知らない私に，身体障害領域の一部の理事からは「精神科の担当には変わった人が多いから，あまり言われるままにならない方がいい」と言われ，精神障害領域の一部の理事からは「身体障害領域の人たちは，精神障害領域に対する理解がよくないから，何かあったら私たちに相談しなさい」と言われた．

しかし，なぜ双方からそのように言われるのか確認するつもりはなかったので，いずれも気にとめることなく，新人理事として命じられた担当業務に励んだ．どのような事情があろうと，協会の業務は忙しくて大変だったが，初めて経験するものばかりで，おもしろかった．

4・3・1 鎌倉先生との出会い

鎌倉矩子先生に対しては，出会う前から怖いという印象があった．それは，まだ精神科

病院で臨床をしているときに，谷合学術部長から言われて，初めて協会の機関誌に研修会の記事を投稿したときに，鎌倉先生から病院に電話があり，「協会の学術部長の鎌倉と言いますが，あなたが投稿された原稿の種類は何ですか？　報告なのか，論文なのかはっきり分かりません」と言われ，そうしたことも知らずに，谷合部長から言われるままに原稿を送った私は緊張してしまい，頭の中は真っ白になった．

1）学術部員を命じられて

そして，協会の新理事として，学術・教育，精神障害領域の担当に命じられて，初めての学術部会で鎌倉先生から，「今回から，新任の理事を二人学術部に迎えます．藤原茂さんと山根寛さんです．お二人は，私とはまったく性格や思いが異なるので，学術部に常識にとらわれない新しい風が吹くことと期待しています」と紹介された．そのとき初めて，鎌倉学術部長の顔を拝見した．病院に電話がかかってきたときの印象とは違い，失礼な表現であるが姉ちゃんおばさんといった印象だった．

2）4年制大学の作業療法学科

学術・教育担当としての学術部の仕事は本当に楽しくおもしろいものだった．この経験が私の今の作業療法臨床の言語化にとても役に立った．わが国で初めての4年制の作業療法学科が広島大学に開設されたときに，鎌倉先生は新設学科の教授として赴任され，そのときに精神科領域の教員として，日本人に適任者がいなくて，カナダの作業療法士が准教授として赴任することになった．そのため，日本の精神科領域の作業療法の歴史と現状や課題を講義して欲しいと頼まれて，当時信州大学の作業療法学科の教授であった冨岡先生と私の二人で，その講義を受け持つことになった．2年あまり二人で担当した後，冨岡先生はご自身の大学と協会の理事などの業務でご多忙になられ，その後は私一人で担当した．

広島大学は文部省（現在の文部科学省）がわが国で初めて教育に関する施策を立ち上げるときには，まず広島大学で試みてから，全国に普及するという方法がとられていた．その広島大学に新設された作業療法学科だったが，わが国でも初めての新設学科なので，教室もまだなく，西条に移転した教養部の残されていた古い校舎を利用して講義が開講された．ここで授業をするようにと言われた教室に行って驚いたのは，その教室は1970年代に学園紛争で広島大学の過激な左翼系のグループだった中核派が，大学を占拠して立てこもっていた教室だった．広島大学の西条地区への移転で，使用されなくなって残されていた教室の壁や机には，「打倒！○○」といったナイフで刻まれた文字などがそのまま残っていた．自分たちの若気の至りが残っている校舎で授業をするようになろうとは思ってもみなかったので，感慨深いものがあった．

3）医学部崩れの学生たちと

新設学科の最初に入学してきた学生は，悪く言えば医学部崩れというか，そういう類いの学生が多かった．本当は医師になりたかったが医学部医学科に入学できないので，4年制の国立大学の医学部のなかにある新設学科だからということで入学してきたという学生たちである．私が精神障害に対する作業療法の講義をしたとき，そうした学生から，「先生はどうして作業療法の教員になったのか，京都大学の医学部医学科に所属しているのに，

治療で治らない患者を対象にするリハビリテーションはおもしろいのか」と聞かれた．そういう問いかけをした学生の多くは，作業療法士の国家試験を受験しないで医学科を受験し直した者もいたが，その多くは，そうした考えで入学してきた者たちなので，医学科への再受験にも受かる者はほとんどいなかった．

　現在は，医学科と保健学科があり，それぞれに入学してくるので，そうした医学部崩れと称される学生はほとんどいないと思われるが，当時の作業療法教育事情はそのような状況だった．京都大学でも4年制になって数年間は，京都大学の医学部に入りたいなら理学療法や作業療法，特にねらいは看護学専攻だなどと高校の進学指導の教師から言われ，ある年には一つの高校から，そうした学生10数人が入学してきたこともある．進学指導の高校教師が学生の京都大学への進学率向上だけを考えて指導した結果で，問題として採りあげられた．そうした現象が全国の4年制化された国立大学全体で見られ，OT協会としては，教育最低基準を作成したり，臨床実習の制度や卒後の認定作業療法士や専門作業療法士の制度を作るなどして教育の質の改善を図った．

4・4　OT協会副会長として

　OT協会の副会長としての仕事は，学術・教育に関することと精神科作業療法に関すること，そして国際担当であった．この業務をこなすために毎週金曜日の夜に上京し，土日と協会の業務を済ませて日曜の夜行で京都に帰る，日曜の夜行が大変なら月曜の早朝に京都大学に帰り，そのまま学科の業務をするという日々が続いた．

　こうした副会長としての業務のなかで，第16回WFOT世界大会をアジアで初めて，日本で開催されることになり，その実行委員長に国際担当の副会長であった私が任命された．またこの時期は，日本に作業療法士が誕生し半世紀あまり経過したときであり，日本の作業療法半世紀の歴史を歴代の協会長が現役で活躍されている間にまとめようということになり，その編集とマネジメントの仕事を，私がすることになった．

4・4・1　世界作業療法士連盟（WFOT）

　1952（昭和27）年に，英国で世界作業療法士連盟の準備委員会が開催され，1954（昭和29）年にスコットランドのエディンバラで第1回世界作業療法士連盟（World Federation of Occupational Therapy：WFOT）の大会がおこなわれ，身体障害者や精神障害者の福祉に寄与する専門技術の向上を目的とする国際団体WFOTが誕生した．

　このWFOTが4年ごとに開催する学術大会は，1954（昭和29）年に第1回が開催された．

4・4・2　WFOT世界大会を日本で

　当時，WFOTの世界大会は，欧州や米国などアングロサクソン系の国でしか開催されていなかった．OT協会は，この大会を何とか日本で開催したいと日本のWFOT役員を通して各国に働きかけ，ついに，2008（平成20）年のスロベニアで開催された第28回WFOT代表者会議で，2014（平成26）年の第16回大会を日本で開催することが決定された．それはアジアで初めての開催であり，OT協会は実行委員会を設置し，当時協会の国際担当副会長であった私が実行委員長に任命され，さっそく開催準備を始めた．

4・4・3　採算がとれる運営を

　そのとき WFOT の大会委員から，アングロサクソン系以外の国で大会が開かれるのは，第 15 回のチリ，サンティアゴでおこなわれる予定の大会以外には初めてであるが，チリの大会はオーストラリアの WFOT 大会委員が企画運営をおこなったもので，開催場所がチリということだけなので，他の国（アングロサクソン系以外の国）で開催するのは初めてであり，日本の作業療法は世界的に認知されていないので，これまでの経験から日本の作業療法士が 1,000 人くらい参加したとしても，参加人数は総数 2,000 人くらいと考えられるので，その人数で採算がとれる企画を立てるように言われた.

　チリの大会の参加費は 8 万円で企画されているので，大会予算は 1 億 6,000 万円になる，当然予算的には不足するので，不足分は OT 協会や参加企業や行政などから協賛金を集めるようにという指導が，WFOT 大会役員からあった.

　私は，そういう考えなら，その年の日本の国内学会を合同開催とし「第 16 回 WFOT 大会・第 48 回日本作業療法学会」としておこなえないかと WFOT 大会委員に打診した.

4・4・4　合同開催決定

　合同開催でよいと認められたので，名称を「第 16 回世界作業療法士連盟大会・第 48 回日本作業療法学会（The 16th International Congress of the World Federation of Occupational Therapists in collaboration with the 48th Japanese Occupational Therapy Congress and Expo）」とし，「Sharing Traditions, Creating Futures（伝統を分かち，未来を創る）」をメインテーマに，

「災害対策と復興支援」
「多職種連携と作業療法の役割」
「作業療法の知：過去からの学び，未来への伝承」
「作業療法の進展と挑戦」
「教育と研究：今何が求められているか」
「根拠に基づいた実践と作業療法の質」
「ひとの作業の本質」
「コミュニティと作業療法」

という 8 つのコングレステーマを設け，それぞれのテーマに沿って基調講演，シンポジウム，ワークショップなど多様な形態のセッションで構成するという企画案を提案した.

　そして，英語が苦手な日本の会員のために，基調講演，シンポジウム，口述発表，ポスター発表の主なものは日英同時通訳でおこなうことにした.

　それは，日常海外の情報に触れることが少ない日本の作業療法士やリハビリテーション関連職種が言葉の壁に遮られることなく日本語で発表し，海外からの参加者が日本語の発表ということに関係なく興味のあるテーマを聞き，言葉の壁に影響されることなく国内外の作業療法士が意見を交わすことができるようにという企画であった. そして，世界で認知されていないので参加者は少ないであろう WFOT の大会委員に，作業療法士の人数は米国に次いで 2 番目の日本の作業療法に対する認識を改め，日本の作業療法を啓発することを狙ったものであった. そのため，WFOT の委員から指示された 2,000 名で採算がとれ

る企画と併せて，同じ予算で参加者4,000名の企画を立てた．後の企画が実際におこなうものとして立てた企画である．

こうした国際大会の参加費は一般に高くて8万〜10万円くらいである．この大会もWFOT運営委員会からは8万円，2,000名，計1億6,000万円と不足は企業等からの寄付やOT協会，行政などからの賛助金でまかなうようにとの指導であった．しかし，参加費8万円は日本の参加者にとっては高額なので，国内学会の参加費よりは高いが，国内学会と国際学会の合同ということで半額の4万円，参加者を4,000名とし，最終の会計での決算と齟齬が生じないように，WFOTから指示された予算と総額を同じにした．併せて，「ラーメン1杯とコーヒー1杯で国際交流・国際貢献」をキャッチフレーズに，国内の会員や関係者に一口千円の寄付を実行委員長名で募り，予算の不足分を補うことにした．

実行委員長としては日本作業療法学会の参加費の2倍を超えるが合同学会ということと渡航費を使わないで国際学会への参加ができるということで日本の会員には説明し，参加者も少なく見積もっても海外から1,000〜1,500名，国内から3,500〜4,000名はあると見込んでいた．

大会の参加者は，最終的には日本の会員4,500名，海外からの参加者1,500名，学生やその他の参加者を加えて7,000名を超える盛況に終わり，WFOTに余剰金を大会実行委員会から寄付した．

4・4・5　天皇皇后両陛下のご臨席が決まる

また，この大会の特筆すべき点は，天皇・皇后両陛下が作業療法の国際大会にご臨席くださり，海外の作業療法協会の代表者とのご歓談の会を設けて頂いたことである．両陛下のご臨席により，国外の日本に対する日本の作業療法への認識だけでなく，日本国内においても作業療法が広く社会的に認知されることになった．

ただ，両陛下がご臨席されることは，半年前に宮内庁から協会長に連絡があったが，大会開始日の1週間前にならないと公の発表はしないようにとのお達しがあった．天皇・皇后両陛下の警護のために，すべてそのようになっているのだということであった．そのため，大会のスケジュール，特に開会式の詳細な予定を発表できない理由が，両陛下のご臨席のためと説明することができなかったので，海外からの問い合わせに対する対応に苦慮した．

さらに大変だったのは，大会開催1週間前に，宮内庁からご進講といって両陛下に世界大会や作業療法のことについて1時間くらい，御所で両陛下にご説明にあがるようにとの要請がOT協会にあった．それで急遽ご説明用の資料を作成し，御所に伺った．通された部屋はテレビで皇室番組があるときによく見るあの部屋で，警護にあたる者がその部屋の外に待機し，部屋のなかは，両陛下と侍従長と私たちOT協会の中村春基会長と大会実行委員長の私だけであった．

4・4・6　ご進講について

ご進講は，天皇陛下からのご質問に始まった．WFOTはどういう組織か，世界的に作業療法が始まったのはいつか，それは何を目的としたものか，日本では作業療法士の人数はどのくらいいるのか，どのような構成なのか，いつから作業療法士の教育は始まったのか，

理学療法との違いは何かといったことなどがご質問の内容であった. 中村会長がお答えする予定だったのに, ご進講の途中で「詳しくは副会長の山根がご説明します」と突然ご説明役をふられ戸惑った. とにかく陛下はよく勉強なさっていて, 陛下からのご質問だけで予定の1時間を超え, 侍従長が時間ですと言われたときも, もう少し伸ばすように陛下ご自身が言われた.

そして, 今回大会に関心をもち開会式に臨席することを決めたのは, 作業療法が治療医学で治る見込みがないとされた人たちの生活の再建や健康に携わる仕事であり, 東日本大震災に作業療法士がさまざまな支援をしていることがきっかけだとご説明になり, 災害直後の支援で理学療法と作業療法はどのようなことをしたのかとお聞きになった. 私の説明を聞かれた後, 災害後は被災した人たちは生活も困るだろうが精神的な大変さは大きなもので, 作業療法のような支援は, 被災者には心強いものがあるだろう. これからの日本にはあなたたちのような仕事が重要になると励ましを頂いた. その時に, 身体的なことも精神的なこともわずか3, 4年で学ぶのは大変なことだろうが, 教育期間は足りるのか, 教育制度は十分なのかとお聞きになった.

最後に皇后陛下が,「私もこのような歳で, いろいろなことができなくなったり物忘れをしたりということが見られるようになりました. 国民が自分が生まれ育ったところで, 安心して最後までくらすことができるよう, 作業療法という仕事は大切なので頑張ってください」と言われ, 思わず言葉が詰まり涙があふれそうになった. ご進講は予定を大きくオーバーし90分あまり延びた.

4・4・7 　『作業療法臨床の知』

この世界大会において, 各国の作業療法士から, 日本の作業療法の基本的な技術がかなり高く国際水準に相当することはよく分かったが, 日本人の発表には作業療法の基盤となる哲学的なものがほとんど見当たらないが, 日本では作業療法をどのような理念をもっておこなっているのかという質問がかなり聞かれた. これは厳しい指摘であった. 確かに, 日本に作業療法が導入され半世紀, それなりの技術は浸透し, 有資格者数は2018（平成30）年11月現在で9万人あまり, 会員も6万人を超え, 養成校は190施設, 入学定員は8,000名弱と米国に次いで世界でも2番目に作業療法士の人数が多い国になったが, なぜ作業をもちいるのか, 作業がひとにどのような影響を及ぼすのか, その根拠となる理念や哲学がないと指摘されたのである.

それがきっかけとなって, 私は, 一人の日本の作業療法士が, 作業療法を学び始めたときから自分の課題であった, 作業とは何か, 作業をするにはどのような身体機能や精神機能が必要なのか, 作業はひとの身体や精神にどのような影響を及ぼすのか, その効用はということについて, 自分自身が作業を通して体感した作業療法の「確からしさ」を言葉にしてみようという思いが一層強くなった. それが形になったものが『作業療法臨床の知』（山根, 2020）である.

4・5 　作業療法世界大会副大会長として

アジアで初めてWFOT大会が日本で開催され, 大会実行委員長兼大会副会長になるに

至った経緯を簡単に振り返ってみる.

4・5・1　招致に至る経緯

　思い起こせば2000（平成12）年に札幌でおこなわれた第24回WFOT代表者会議で，当時WFOT副会長であった故・佐藤　剛氏の「アジアの文化と価値観に根付いた作業療法の発信」という願いをくむかのように，2006（平成18）年の世界大会はマレーシア開催に決定した．しかし，諸般の事情によりマレーシアでの大会はオーストラリアに変更され，アジア初のWFOT大会は夢となった．

　2004（平成16）年に南アフリカでおこなわれた第26回の代表者会議でも日韓共同開催でという話も出たようであるが，当時はOT協会にそうした心の準備がなく，2010（平成22）年の大会はチリ開催に決定した．その後，日本でWFOT大会を開催しようという気運が高まり，2007（平成19）年のOT協会総会の決定を受け，特設委員会として「WFOT世界会議招致委員会」が，奈良進弘氏を委員長として設置され，招致活動が開始された．

　そして2008（平成20）年6月，長崎でおこなわれた第42回日本作業療法学会では，当時のWFOT会長Sinclair氏や副会長Brintnell氏らを招いて「WFOTシンポジウム」を開催するなど，積極的な招致活動がおこなわれた．そうした約1年にわたる招致活動を経て，2008（平成20）年9月にスロベニアでおこなわれた第28回の代表者会議では，杉原素子元協会長をはじめとする招致委員が開催計画のプレゼンテーションをおこない，投票の結果，2014（平成26）年の第16回WFOT大会の日本開催が決定した．

　この招致活動には，国土交通省，日本政府観光局（独立行政法人国際観光振興機構），横浜市，財団法人横浜観光コンベンション・ビューロー，パシフィコ横浜による連携協力体制が功を奏した．

4・5・2　招致後1年間の経緯

　2008（平成20）年9月に日本への招致が決まり，その翌月のJAOT理事会で杉原元協会長より招致決定と国際担当の副会長が実行委員長という報告があり，私が大会実行委員長に命じられた．そうして初めての国際大会に対して手探りのような準備が始まった．

　日本で初めてのWFOT大会であり，何をどのような形でおこなうのか見当がつかないが，「賽は投げられた（Alea Jacta est）」のである．とにかく準備委員会を立ち上げて検討を始めようということになり，2008（平成20）年度第6回の協会理事会で，「WFOT世界大会準備・推進プロジェクト」（当時の名称）を組織し，実行委員会設立までの準備をおこなうことが承認された．それを受けて，2009（平成21）年の年明けに，開催する横浜県士会および隣接する県士会（東京県士会，神奈川県士会，埼玉県士会，千葉県士会）に協力依頼をし，2009（平成21）年2月に第1回WFOT世界大会準備・推進プロジェクト会議がもたれることになった．

　その第1回準備委員会で，

①世界大会と国内学会を同時開催とする，

②2009（平成21）年度改選後早期に実行委員会を組織し業務を移行する，

③OT協会事務局に国際担当事務員をおき協会の窓口とする，

④WFOT大会長はOT協会会長とし国内大会大会長を兼務する，

⑤2009（平成21）年度より2013（平成25）年度まで，国内学会に国際セッションを設け，毎年各国より2，3名を招聘しシンポジウムを開催する（国際シンポジウムは，協会主導プログラムとし，国際部等を中心に運営の予定），

といった大枠の方向性が確認された．その後この準備委員会は，5，7，9月と3回開かれ，4回目の9月に準備委員会は「WFOT世界大会実行委員会」に移行した．

そうした状況下，初めての打合せで得られた情報は，以下のようなものであった．

・スウェーデンの大会までは運営を開催国に一任していたが，WFOTと開催国の協働運営を検討しており，詳細はチリ大会で決定する．
・演題抄録の査読システムは契約しているオンラインシステム（Oxfordシステム）がある．
・学会8か月ほど前あたりから，スカイプで毎月国際会議をおこなうことも検討中．
・世界大会と国内学会の同時開催はドイツで不評だった（国内学会をドイツ語だけでおこなった）ので，同時開催はできない．
・参加予定者は，スウェーデンで3,200人，オーストラリアで3,000人．
・スウェーデン，カナダの大会は失敗だった（エンターティナーや食費に予算がかさんだ上，通訳をつけなかったので参加者が少なかった）ので，固定予算の削減が必要．
・チリ大会の演題募集は，英語，英語とスペイン語，スペイン語（英訳要）でおこなう．
・日英併記の大会運営に関するMemorandum of Understanding（合意書）を作成する．
・代表者会議参加者の登録費はWFOTが払う．
・大会は運営マニュアルによるが，チリ大会終了後マニュアルを修正する．

4・5・3　WFOT世界大会実行委員会（仮称）

　WFOTとの協働運営と聞かされるが，Memorandum of Understanding（合意書）が交わされておらず，運営マニュアルもチリ大会後に修正されるとのことなので，とりあえず予定通り準備委員会を「WFOT世界大会実行委員会」に移行した．これが後に，「Team Japan国内組織委員会」になった．移行と同時に2009（平成21）年9月に第1回会議を開き，チリ大会へのツアー企画やプロモーション，国内への広報の仕方などの検討が始められた．

　こうした一連の活動が，日本の国際学術交流としても大きく期待され，「平成21年度日本政府観光局（JNTO）国際会議誘致・開催貢献賞」を受賞した．この受賞により，作業療法の社会的認知を高め，日本の作業療法士の心と感性を技術として世界に発信するまたとないチャンスが到来したという思いであった．

　チリ大会でのプロモーションに向けてロゴマークも公募で決まり，大会テーマも「Wisdom of OT from Asia to the world（作業療法の知をアジアから世界へ）」（仮）とされた．WFOT世界大会実行委員会第2回会議で，会場となるパシフィコ横浜，横浜コンベンションビューロー，運営を委託することになったコンベンション・リンケージと対面し，チリ大会でのプロモーションに向けて準備が始まった．

4・5・4　チリ大会とその後

　第15回WFOT Congressチリ大会は，約2,000名収容のメイン会場が人で埋まり，ラテン音楽の哀愁を秘めた陽気なリズムで華やかに幕を開けた．2014（平成26）年に日本で

開かれる大会への関心は高く，日本のブースは常に人だかりだった．海外の作業療法士が横浜のはっぴを着た日本の作業療法士を囲んだ記念撮影がいつの間にか始まり，自然発生的に始まった折り紙体験コーナーとともに，大会中，日本のブースには人の訪れが途切れることはなかった．

そして大会中にWFOT役員との2回目の打合せをおこない，2014（平成26）年の大会は日本作業療法学会を兼ね，大会の名称にも併記されることが了承された．また，主催国の言語と英語のバイリンガル方式でおこなうということも正式に決まった．

しかし，その後もWFOT役員に問い合わせる度に，内容が二転三転したり，遅延する返答に振り回されながら，チリ大会後に修正するとされた運営マニュアルも届かないまま，従来のマニュアルに沿っての企画作業が続いた．そうして2010（平成22）年10月末になって，Memorandum of Understanding（合意書）にWFOT会長とOT協会会長のサインが4か月遅れでなされ，やっと協働運営プロジェクトTeam Japanが正式に誕生した．

4・5・5 Team Japan 出航！―ラーメン1杯とコーヒー1杯で

2006（平成18）年のオーストラリアのシドニーで開催された大会参加費は，財政面の厳しい制約により，当日払いで10万円を超えるという非常に高い設定で，それがネックになり参加できなかった開発途上国の作業療法士もいて，結果的に参加者総数が2,000人ほどと低調だった．このような事情，および日本の国内学会を兼ねるということを考えると，参加費用を抑え，寄付等を募り，国内外からできるだけ多く作業療法士が参加できるようにすることとは……開発途上国からの参加者にできれば参加費用の助成をおこないたいと思って，2010（平成22）年1月より「**ラーメン1杯とコーヒー1杯で国際交流・国際貢献**」をキャッチフレーズに，ロゴマークのピンバッジ販売や寄付を呼びかけ，寄付口座を「ゆうちょ銀行」に設けるなどの工夫をした．

その呼びかけに，大先輩の作業療法士が協会事務局に来られ，名前を伏せてというご希望で「頑張りなさい」と10万円をポンと寄付して行かれ，物心両面の温かく力強い励ましをいただいた．この寄付を含め会員有志の寄付で，開発途上国からの参加者で他の援助がない人たちに参加費用の助成をおこなうことができた．

日本に作業療法士が誕生して48年，WFOTに正式加盟が認められて42年，アジアで初めてのWFOT大会が日本で開催される．1952（昭和27）年にWFOTが設立され，1954（昭和29）年に第1回の世界大会が開催されてから60年が経過しているが，これまでのWFOT大会はすべて欧州を基軸に欧米中心でおこなわれてきた．

わが国の作業療法創成期には，WHO（世界保健機関）から派遣された米国の作業療法士が作業療法教育に携わり，日本の作業療法の基盤づくりに大きく貢献した．また日本からは国の施策として派遣され，米国で作業療法士の資格を取得した先達たちが教育に携わった．そうした経験が日本の文化や医療・保健・福祉制度に取り込まれて独自の成長をなし，今の日本の作業療法がある．

そして気がつけば，わずか半世紀の間に，作業療法士の人数は米国に次いで世界で2番目になった．輸入された理論や技法は，日本で使いやすいように，少しずつ日本向きにカスタマイズされ，日本の作業療法は，良くも悪くもガラパゴス化した．そして，日本の作業療法士が諸外国の作業療法事情を十分知らないだけでなく，世界の作業療法士にとって

も日本の作業療法がどのようなものかイメージしにくい状況になった.

　WFOT 大会 2014 は，継承，進化，発展と独自の歩みをしてきた日本の作業療法を世界的視野で見なおし，これからのありようを考えるまたとない機会となった．この WFOT 世界大会が成功したことにより，わが国の作業療法が諸外国に知られるようになっただけでなく，国内において広く社会的に認知されるようになった．これは何よりの成果である.

4・6　日本の作業療法史編纂を通して

　日本で WFOT 世界大会が開催されることになったのを機会に，日本に作業療法士が誕生して半世紀を迎えるので，日本の作業療法士第 1 号の鈴木明子元協会長をはじめ歴代の会長がまだ現役である間に，日本の作業療法の歴史をまとめておこうということになった.

4・6・1　わが国の作業療法の始まり

　第二次世界大戦中，わが国では戦争で負傷した者の援助のために，1939（昭和 14）年に軍事保護院が設置され，それに続いて東京，大阪，小倉の 3 カ所に傷痍軍人職業補導所が作られ，傷痍者の能力に応じた職業教育が実施された．第二次世界大戦の終結にともない，上述の 3 カ所は厚生省移管となりその他の人援護対策は打ち切られ，軍関係の諸機関ならびに諸施設は閉鎖された．移管された 3 カ所は，1948（昭和 23）年に労働省（現在の厚生労働省）設置時に労働省管轄となり，その後も所轄が変わり，1949（昭和 24）年，身体障害者福祉法の成立にともない，身体障害者の医学的リハビリテーションならびに社会的リハビリテーションをおこなう身体障害者更生指導所が設置されたが，訓練後に就職可能な程度の障害がある障害者を対象にしていたため，医学的リハビリテーションとのつながりは不十分であった．また，リハビリテーション事業に関連する行政は多くの省の多くの部局に分かれ，その体系が複雑になりその後の連携協調を図るには困難なものがあった.

4・6・2　作業療法士国家資格化の動き

　1963（昭和 38）年に，医療制度調査会が厚生大臣に出した，リハビリテーション専門職の教育，業務内容の確立などの制度化を早急に図る必要性が述べられた医療制度改善に対する答申をきっかけに，「PT・OT 身分制度調査打合会」が発足した.

　そして，同年 5 月には，わが国初の理学療法士および作業療法士の養成施設として国立療養所東京病院附属リハビリテーション学院が開設された.

4・6・3　教員の招聘と養成

　当初は養成校の教員がいなかったため，外国から招聘された教員と個人的にカナダで作業療法士の資格を取得し帰国した鈴木明子氏を教員として採用し，その後は東京大学看護科の卒業生を米国に派遣して米国で作業療法士の資格を取得させ，帰国後教員として採用することでリハビリテーション専門職の教育が始まった．国立療養所東京病院附属リハビリテーション学院は，外国から招聘した教員が通算 16 名，日本人教員 11 名であった．その他の養成校も同じような状況で，1974（昭和 49）年から 1999（平成 11）年までに公的

機関から海外に派遣された者は 20 名にものぼった.

4・6・4 理学療法士・作業療法士国家試験

　こうして開設された養成施設の第 1 回卒業生が 1966（昭和 41）年 2 月に卒業したとき
に，国家試験を受験できるよう，国家試験が準備された．加えて受験資格が定められた．
その時それまで同様の業務に携わっていた者が国家試験を受けられるよう，特例が設けら
れた．特例とは，3 か月程度の研修を受講し国家試験に合格すれば理学療法士や作業療法
士の業務ができるというもので，新しく国家資格ができるときに，それまで同様の業務を
していた者に対する救済制度のようなものである．理学療法士については，針灸あんまや
マッサージ師などが，作業療法士については，主に精神科の生活療法で仕事療法と称して
院内の配膳や清掃などの業務をおこなっていた者や外勤作業に従事していた者がそうした
対象になった．

参考文献
・山根　寛（2011）．冠難辛句．青海社．
・山根　寛（2020）．作業療法臨床の知．三輪書店．

5

作業療法臨床の
言語化

　私が作業療法の養成校に入学した1980年代は，実習施設も実習指導者も要請中で不足していたため，入職したその年から，見学実習，評価実習だけでなく，義務のように最終実習まですべての養成校から実習簿打診があった．さらに，養成校は特に精神障害領域の教員が不足していたため，卒業した養成校の精神障害作業療法の講義を週1回非常勤でおこなうことになった．その後，近隣の大学の医学部に医療技術短期大学部が併設されると，そこから非常勤講師の打診があるという時代だった．そして，わが国で初めての4年生の医学部保健学科が広島大学で開設されたときには作業療法学専攻の非常勤講師を引き受けることになった．

　当時は，精神障害に対する作業療法のテキストは私の精神医学のスーパーバイザーであった松井紀和先生の書かれた精神科作業療法の手引（松井，1978）と少し後に出た石谷の精神科作業療法（石谷，1984）しかなかった．石谷の著書は力動精神医学に基づいたもので，よい本であったがテキストとしては内容が不足していた．しばらくはこうしたテキストを参考にしながら，講義に併せて必要な資料を作成し講義をおこなった．

　作業療法の養成校時代から，作業を治療に使うというが，作業することの何が治療になるのか，ひとが作業することが身体や精神にどのような影響を及ぼすのかということに興味があった．

　そうした作業療法に対する興味・関心から臨床において自分が体験した「確からしさ」を自分以外の人に分かるように伝えたいという思いから，それを言葉にすることを始めた．それが作業療法の言語化を始めたいきさつである．

5・1　初めての著作—精神障害と作業療法

　大学に移動し作業療法学科の学生の教育を始めた当時は，精神障害に対する作業療法のテキストは，スパックマンの訳本以外には，松井紀和の『精神科作業療法の手引』（牧野出版，1978）と少し後に出た石谷直子の『精神科作業療法』（星和書店，1984），それとFidler夫妻の原著（Fidler et al., 1963）しかなかった．石谷の著書は力動精神医学に基づいたものであったが，テキストとしては内容が不足していた．しばらくはこうしたテキストを参考にしながら，必要な資料を作成し講義をおこなった．この資料は学生が実習にもっていき，実習先の作業療法士や他の養成校の実習生がコピーし，海賊版としてかなり出回ったと聞かされた．四国の養成校に頼まれて講義をおこなったときに，学生からその海賊版（どこからのものか分からないように作者の所属と名前が消してあった）を見せられて，「こんなものがあるの知っていますか？　すごく実践的で分かりやすいですよ」と言われたことがある．この資料が，後に三輪書店から依頼されて執筆出版した精神科作業療法の元資料になった．『精神障害と作業療法』の初版が1997（平成9）年に出版された．

　この初めての著作は，三輪書店から精神科作業療法の本の執筆依頼があったとき，それまで本など書いたこともなかった私は，きっと何かの間違いか，最初に頼まれた人が都合がつかなくて私にお鉢が回ってきたのだろうと思った．そして，まあ，それでも精神科作業療法のテキストがなくて困っていたし，海賊版が出回っているくらいだから，印刷してもらえるのなら思い切って本にしてもいいのかもしれないと考えて書いたというのが，初版執筆のいきさつである．

初めての言語化『精神障害と作業療法』が世に出たのは，『精神保健福祉法』（1995）で精神病者の自立と社会参加が謳われ，具体的な推進に向けて障害者プランの実施が始まった1996（平成8）年の10月であった．初版のときにすでに予想していたように，「精神障害と作業療法」という視野では対応しきれない変化が起きていた．近代と呼ばれた時代に専門分化した○○学部，○○学科，○○専攻といったカテゴリーがいずれも終焉を迎えていることは，20世紀の終わりには薄々気づかれていたことであるが，それがいまや現実となり，精神疾患に対する治療や援助，生活支援の場は，入院医療から地域生活の支援へという国の施策もあり，病院や施設から地域，障害者が生活している場へと大きく転換を迫られていたのである．

5・2　鎌倉先生の誘い─誰にも分かるものを

矢谷令子先生に頼まれて日本作業療法士協会の理事になったとき，私は学術部の部員と精神科作業療法の担当を命じられた．そのときの学術部の部長が鎌倉矩子先生だった．私と同じときに学術部員になった藤原茂氏と二人並べて，鎌倉部長が「あなたたちは，協会の他の理事たちとは少し変わっていて，常識にとらわれないから学術部員になってもらったの」と言われた．

そして，学術部で仕事をし協会の基本となるテキストの作成などをしたが，協会のテキストなので執筆はそれぞれの領域から選抜されたかなりの人数で作られた．そうした作業が一通り終わったとき，鎌倉先生から「こうした公のテキストはそれはそれで必要だけど，読んでわくわくしない．読んで面白い，何を伝えたいか書いた人の思いが伝わるような本を作ってみない？　そうね執筆者は多くて2，3人，仕上がった原稿は私たちでチェックするの」と言われた．

その通りだし，そうした本が出されるのはすてきだと思い賛同した．それは鎌倉先生とその当時の三輪書店の社長であった三輪　敏氏の二人の思いから企画されたものと聞かされた．三輪氏も出版に携わりながらそういう思いがあったようで，後に自分の思いを実現するために，医学書籍専門出版，医療・福祉関連の教育事業を事業とする株式会社シービーアールを創立された．

5・2・1　『ひとと作業・作業活動』

鎌倉先生との仕事は，もう一人身体障害専門の作業療法士と3人の共同編集で，いくつか本の企画とそれぞれの本の執筆を依頼する執筆代表者を選択することから始まったが，同時に編集企画に当たる私たちも一冊ずつ今書きたいものを執筆するということが鎌倉先生から言い渡された．

私は養成校で，作業療法は，作業療法士（the therapeutic use of self），作業（therapeutic activity），集団（group）の3つの要素からなると教えられたときから，作業がどうして治療の手段になるのか，ひとが作業をするということはどういうことか，作業はひとの身体や精神にどのような影響をあたえるのかといったことに興味というか関心や疑問を抱いていた．そうして臨床に入ってからも，どのような作業をどう使えばいいのかと常に考える日々が続いた．当時，それを説明する書籍もほとんどなかった．

そのような時代であったから，鎌倉先生から編集担当者は各自自分が書きたいことを一冊は書くようにと言い渡されたとき，私は「作業（therapeutic activity）」を課題にしようと心に決めた．

そうして1999（平成11）年4月に『ひとと作業・作業活動』の初版が出版された．

5・2・2 『ひとと集団・場』

『ひとと作業・作業活動』を書き始めると同時に，作業療法の基本となる本には作業と合わせて集団がなければという思いが頭から離れなかった．社会的動物である人間は，ライオンやトラなどのように個で生きることは難しい．人間は，たとえ人と付き合うことが苦手，嫌いと言っても，社会的動物と言われるように，他者とのかかわりのなかで生活する．社会とのかかわりなしには，個の命を護り，種をつなぐことはできない．

そうした集団に関しても養成校の講義で力動精神医学に基づいた，人の集まりにみられる現象や人の集まりにより生まれる場の影響について作成していた講義メモを整理して『ひとと集団・場』の執筆を始め，これは『ひとと作業・作業活動』が出版された翌年2000（平成12）年4月に出版された．

5・2・3 『治療・援助における二つのコミュニケーション』

『精神障害と作業療法』，『ひとと作業・作業活動』，『ひとと集団・場』が版を重ね改訂されるなかで，これらの基礎となる作業療法の治療としての機序と，作業療法士と作業療法を受ける者との治療関係をどのようにして構築するかということを示す必要を感じるようになった．

そして，3冊の版を重ねる間に，2008（平成20）年に『治療・援助における二つのコミュニケーション』が刊行された．これは，3冊のテキストの臨床の基本的なコツとも言えるものを，病いや障害により損なわれた自己と身体や生活とのかかわり，そしてセラピストと患者のかかわり，それぞれを回復する過程をコミュニケーションととらえたものである．

「コミュニケーションとしての身体・作業」は，身体の意識，身体観，身体図式と身体像，作業と脳内現象などから，ひとは存在としての身体をどのようにとらえてきたのか，身体と作業の関係を見なおし，そして，病いや障害により身体や生活との関係性喪失のプロセスと，失った関係性を取り戻すプロセスを，作業を介した自分の身体とのコミュニケーションプロセス，身体を介した生活や社会とのコミュニケーションプロセスととらえることで，作業をもちいる療法の基盤となる身体と作業の機能や役割を考えるという構成にした．

『治療・援助における二つのコミュニケーション』は，作業療法の治療・援助におけるコミュニケーションに焦点をあて，コミュニケーションのしくみ，コミュニケーションに必要な機能と構造，手段・方法などの基本事項と，治療・援助関係における対象関係とコミュニケーションの障害，治療・援助におけるコミュニケーションの基本などについて考えるという構成にした．

それに，コミュニケーションの基本的なコツに気づく背景となった臨床における出会いのエピソードを10例紹介し，日々の臨床における出会いとかかわりのはじまり，そして

どのようにコミュニケーションが展開し，治療・援助関係が生まれたか，それぞれのエピソードを通して紹介することを試みて『治療・援助における二つのコミュニケーション』ができた．

5・2・4　作業療法臨床の言語化に思う

これらのテキストの前に三輪書店から依頼で執筆した『精神障害と作業療法』と併せて，私が作業療法の基盤となる考えを示した3冊がそろった．この3冊の基軸となる『精神障害と作業療法』は，「ひとの病いと生活障害」に焦点をあて，作業療法の治療構造，評価や治療・支援計画など「ひとの生活における目的と意味のある作業（生活行為）」をもちいた治療・支援の基本を示すことを試みたものである．そして，この言語化がきっかけとなって，1999（平成11）年に『ひとと作業・作業活動』，2000（平成12）年に『ひとと集団・場』が生まれたのである．幸いにも，それらはそれぞれに版を重ね，改訂され，2019（平成31，令和元）年の時点で3冊，合計10万部あまりが世に出た．作業療法の基本を示すテキストがほとんどなかった時代から，医療から地域生活へと，支援の場や構造が大きく変化することが余儀なくされた今日，こうした大きく時代が変遷するときに，作業療法の臨床の経験の「確からしさ」を具体的に言語化できたことは大変嬉しいことであり，その効果は計り知れないものがあると自負している．

5・3　作業活動の原点から

ここでは，私が作業療法でもちいる作業で，ひとの暮らしにおいて，なくてはならない作業と確信している，音や音楽と植物や植物が育つ環境について述べる．

ひとは暑さ，寒さを管理することは，限られた空間をエネルギーの力によりわずかに調整することしかできない．自然の季節の移り変わりには及ばない．ひとは食べるものを作ることはできるが，収穫を思うように管理することはできない．季節の変化，天候の影響などで収穫物が影響を受ける．恵みが多いときには神仏に感謝し，恵みが少ないときは神仏に祈る．祈りは単に普通のことばではなく，心を込めて歌い舞うことで神仏に伝えようとする．

ひとの力を超えた現象に対して，神仏に頼み事をするとき，供え物をし，身体を震わせ声を張り上げて祈る．それは，植物や植物が育つ環境と音や音楽と切っても切れない関係のなかのできごとである．したがって，ひとの個の命を護り種をつなぐいとなみには，植物を育てることとその自然の恵みが十分得られるよう歌い舞う，植物を育て収穫する作業と収穫のために歌い舞う音楽的作業は，ひとの生活に必要な作業と言える．

ここでは，その植物や植物が育つ環境，音や音楽とひとの心身機能，病いや障害との関係について紹介する．

5・3・1　ひとと植物・環境

ひとの日々のいとなみ（生活を構成するすべての作業）を，生活の自律と適応に向けた援助の手だてとする1人の作業療法士と，アメリカで園芸療法について学び，日本に園芸療法を広めようとしていた園芸療法士が出会った．

巡り合わせは，日本の作業療法黎明期に，その奏効機転を述べた1人の精神科医の孫娘（管由美子園芸療法士）との出会いであった．彼女もアメリカで園芸療法を学んだ1人であり，その彼女を介して，日本で始まったばかりの園芸療法普及の学びの会に，作業を療法でもちいる者として招かれた．

1)『ひとと植物・環境—療法として園芸を使う』

そして，ひとにとって植物とは何か，なぜひとは植物を育てるのか，なぜひとは緑に安らぎを感じるのか，植物や植物を育てることがひとに何をもたらすのか，植物や植物が育つ環境，植物に関連する諸活動を，ヒトからひとへの進化の過程と植物の関係にまでさかのぼりながら，見なおしてみようと，園芸療法士と作業療法士の思いが重なり，その共同作業により『ひとと植物・環境—療法として園芸を使う』（青海社，2009）が生まれた．

『ひとと植物・環境—療法として園芸を使う』は，まず，ひとの生活と園芸，治療・療養と園芸，養生・保健と園芸といった視点から，療法としてもちいる場合の定義や分類など，療法としての園芸の位置づけについて述べ，ひとが園芸を療法として利用するようになった歴史から欧米における園芸療法と日本における園芸療法，それぞれの成り立ちを紹介し，ひとと植物の関係，植物をもちいる療法の治療構造，植物や植物を育てることの効用，適応と対象，プログラムの進め方などを示し，具体的な活動事例を数例紹介するという構成にした．

そして，ひとにとって園芸はどのような意味をもつのかを，「うごく命」である動物との比較から「しずかな命」植物の特性を明らかにし，農耕と園芸の起源，その恵みとしての作物とその利用などについて述べ，育てる，過ごす，感じる，採る，使うという植物や植物が育つ環境，植物に関連する諸活動を手だてとする療法の治療構造を示し，治療を成り立たせている構成要素を，植物と実り，園芸活動（育成，収穫），植物の育ちをともにする場ととらえて，それぞれの特性を作業分析手法により示す試みをした．

2) 園芸の効用

また『ひとと植物・環境—療法として園芸を使う』では，園芸の効用を，回復状態，発達過程という視点から見なおし，精神障害，身体障害，発達障害，老年期障害，更正対象に対する適応について，環境面，精神認知機能面，感覚運動機能面，心理社会機能面から示し，園芸療法の基本的プロセスを示し，評価やその結果からどのようにプログラムを立てるか，園芸療法部門やセラピスト自身の自己点検，園芸活動の選択，実際にもちいる園芸活動や実施する場所，設備スタッフの役割や安全への配慮，他部門・他施設との連携など，病院や施設で療法として植物や植物が育つ環境，植物に関連する諸活動をもちいる場合の基本的な事項について述べた．

3) 園芸と音楽

ひとの命の根源にある植物を育てるいとなみと，そのいとなみにおける喜怒哀楽を表現し，人智を超えた力へ祈り感謝する音楽とは深い関係があり，この書は，先に誕生した『ひとと音・音楽—療法として音楽を使う』（青海社，2007）の姉妹書として位置するものである．

5・3・2 作業療法と園芸─現象学的作業分析─

　これは，作業療法の科学性が問われていた1990（平成2）年当時に，「生活」「具体性」「主体性」という感性的性質をもつ作業療法の特性を示すには，自然科学の数値化手法を超えた視点が必要であった．作業療法が科学性がないという治療医学領域が指摘する科学性は，近代医学を支えた自然科学を指しているため，作業療法は「普遍性」「論理性」「客観性」という数値化証明に幻惑されている．そのため，作業療法に求められている哲学的・現象分析的な視点から園芸作業をとらえ，耕作，播種，撒水，除草，収穫など園芸本来の活動と，収穫したものを食べる，育てた植物を利用して作品を創る，育てたものや作品を売るという周辺活動を含めた，一連の「行為・動作」「環境・対象とのかかわり」「場・人とのかかわり」として園芸をとらえ，その現象的特性を整理し，利用の実例を幾つか紹介することを通して，科学性の視野を拡げることの試みとして，「作業療法と園芸─現象学的作業分析─」という論文を機関誌『作業療法』に投稿した（山根，1995）．

1）作業療法の特質

　作業療法の特質は「生活」「具体性」「主体性」で示すことができる．対象者自らが作業活動をおこない（主体性，具体性），自らの五感を通して（具体性）確かめ（主体性）ながら，自分が生きる世界（生活）を見いだしていく（主体性）ことが作業療法の本質である．そして作業療法士は，病いや障害とともに生きる（生活）人たちに対し，さまざまな作業活動（生活，具体性）を用い，場を提供することで，その人たちの新たな生活の可能性に向けて援助をする．

　しかし，作業療法の科学性が問われ，効果が問われるなかで，ややもすると作業療法も「学」として自分や他者を説得するため，哲学の領域で指摘されているように（中村，1992：竹田，1993），「普遍性」「論理性」「客観性」という自然科学の数値化による証明に幻惑される恐れがある．「生活」や「主体性」という作業療法の特質は，感性的性質のように，対象者の主観性が入り込む精密な測定が不可能なものである．そうした特性を把握し伝えるには，自然科学的手法を超えた視点が必要である．

2）作業療法と園芸

　精神障害領域においては，園芸はなじみの深い種目として，作業療法の創世期からもちいられてきた（加藤，1991：金子，1982）．もともとは生活に関連した作業活動を用いた働きかけの一つとして，農耕・畜産などと共に仕事的作業種目として紹介されている（早坂ら，1973：小林，1970）．そして，わが国で作業療法士の教育が始まり，力動的意味合いにも視点が向けられるようになり，作業療法のテキストでも，心身両面への治療的応用について触れられるようになった（菊池ら，1976：小林ら，1985）．しかし，十分な作業分析が行われないまま，最近のテキスト（日本作業療法士協会，1990）では園芸の項目は消えている．

　その理由として，園芸ができる場所のある病院が少なくなったこと，生活スタイルの変化，また医学的リハビリテーションとして院内で用いられる種目としての制約，効果に対する自然科学的根拠の証明の難しさなどが考えられる．特に精神科の領域では，生活療法

に取り込まれ形骸化し，使役性・非治療性が非難された従来の作業療法（仕事療法）（日本作業療法士協会理事会，1975；浅野，1993）との違いを示すため，作業活動の治療的利用という側面の強調が必要であった時代的背景も影響している．下請け・内職作業などとともに古いイメージをもつ園芸が避けられたとも考えられる．

　しかし実際には，作業療法白書によると作業療法全体では 1/4 の施設で，精神科領域では半数以上の施設で，園芸が作業活動の一つとしてもちいられている．アメリカでは身体障害をも対象にもちいられ，歴史は浅いが園芸療法士の養成コースもある（大塚，1994）．

3）園芸と周辺活動の現象的特性

　ここでいう園芸は，プランター栽培から簡単な道具で行える家庭菜園程度をさす．土を掘り起こし，土を細かく砕き平に均し，畝を作り，種を蒔き，苗を植え，水を撒き，草を取り，育てる，収穫するという園芸本来の活動と，収穫したものを食べる，育てた植物を利用して作品を創る，育てたものや作ったものを売るという周辺活動を含めた，一連の「行為・動作」，「環境・対象とのかかわり」，「場・人とのかかわり」としてとらえ，その現象的特性の整理を試みた（**表** 5-1 参照）．

　園芸に伴う行為や動作の特性は，通常は特に意識されたり自覚されたりするものではなく，意図的に作り出されるものでもない．楽しみ喜びとして行うという，人にとっての原初的な作業の条件〔アソシアシオンとしての労働条件（今村，1981）〕が満たされたとき，園芸の［土を掘る，砕く，均す，畝を作る］，［育てる］，［収穫する］，［創る］，［食べる］といった，行為や動作にともなって起こるものである．

・［土を掘る，砕く，均す，畝を作る］

　土を掘り，砕き，均し，畝を作る作業は，道具を使う抵抗の大きい粗大な動作である．この粗大な身体エネルギーを消費する動作は，新陳代謝を増進し，心身を賦活する．「もの」を産み出す土壌を作るために，土を掘り起こし砕く行為・動作は，病的な行為に向けられやすい歪んだエネルギーを，生産的な破壊作業へと向ける．衝動（精神的エネルギー）が身体エネルギーに代償され適応的に発散される行為といえる．

・［育てる］

　種を蒔く，苗を植える，水を撒く，草を取るといった育てる作業は，少し注意や集中を必要とするやや巧緻的な動作から抵抗の少ない比較的粗大な動作まで含み，人の基本的な作業欲求を満たす．われわれの内に深く内在する，慈しみ育てられることへの希求が，植物を育てることに投影，昇華され，自己尊重や自我の育成につながる．それは精神分析的な表現を借りれば，昇華された口愛期・肛門期レベルの欲求充足ということもできる．ともあれ，どのような表現手段を借りようと，これから育つものを植え，その成長を見ながら世話をすることは，人に喜びとやすらぎ，自己の有用感を与える．

・［収穫する］

　そして，育てたものを収穫することは，自分の行為の実りの証である．たとえ 1 本のナス，1 輪の花であっても，自分が植えたものを収穫するとき，何かを成し遂げたという喜びと豊かな気持ちに満たされる．特に園芸の結果（作品）である花や実は，育てた命の結実であると同時に，われわれ自身の命を養う生産物であり，収穫する者の心に豊かな安心感を生む．言葉を換えれば，何かを産み出す行為が自我の保持と拡大をもたらすといえる．

表5-1　園芸とその関連活動の特性要素

	要　素	運動の特性	意味・機能
行為・動作	・土を掘り砕く	→スコップや鍬など道具を使う抵抗の大きい粗大な動作	・・運動に伴う新陳代謝増進・心身の賦活　作るために壊す作業（衝動適応的発散）　身体自我感覚の回復
	・均し畝を作る	→鍬やレーキなど道具を使うやや抵抗のある粗大な動作	・・運動に伴う新陳代謝増進・心身の賦活　作り出す作業（自我の保持・拡大）
	・種を蒔き，苗を植える	→少し注意集中を必要とするやや巧緻的な動作	・・役割活動（有用体験），自己尊重　自己評価
	・水を撒き，草を取り育てる	→抵抗の少ない比較的粗大な動作	・・基本的な作業欲求の充足，有用体験　昇華された口愛期・肛門期的欲求充足　育てる喜び（自我保持・拡大）
	・育てたものを収穫する	→抵抗の少ない粗大な動作からやや巧緻的な動作	・・達成感，充足感，有用体験　生産する楽しみ（自我保持・拡大）
	・育てた草木で作品を創る	→抵抗の少ないやや巧緻的な動作	・・作り出す作業（自我の保持・拡大）
	・自分たちが育てたものを調理し食べる	→調理の多くは巧緻的な動作	・・消費する楽しみ（自我開放）欲求充足
環境・対象	・四季の変化や天候，野菜の生育など自然にあわせる	→	・・季節や時間の感覚の回復　状況に合わせる（実存的受容）　生活の自然なリズム回復
	・作物が育つ	→	・・季節や時間の感覚，実存的受容　自己尊重，自我の育成，有用体験
	・自然な環境（土・水・空気・植物）に身体の感覚を通してふれる	→	・・新陳代謝増進，自然な気分転換，ふれる安心感（適応的な退行）　身体性の回復
場・人	・参加する	→	・・生活のリズム，受容される体験　共通体験，共有感覚，愛他的体験
	・作ったもの育てたものを売る	→	・・社会・現実生活とのかかわり　具体的な社会適応技術の習得
	・共に食べる	→	・・消費する楽しみ（自我開放）　共食（人との交流）

＊ここに示す意味・機能は，園芸という活動が自然を相手に人がものを作り働くことの原初的な条件（アソシアシオンとしての活動条件）が満たされたときに起こるものである．

・[創る]

　育てた草花を用いてリースなどの飾りや鉢物などを創る作業は，少し注意や集中を必要とするやや巧緻的な動きを中心とした，抵抗の少ない動作で，適度に新陳代謝を増進し，心身を賦活する．

　こうした創作的行為や結果は，自己表現を促し，自己愛を充足し，自我の保持や拡大につながる．

・[食べる]

　また，収穫したものを調理し食べることは，消費する楽しみのなかでももっとも原初的なものであり，自我を開放し，基本的な欲求（生理的欲求）を満たす行為である．調理や食べることに関連する動作の多くは巧緻的で，生活に密着した動作であり，ADLの訓練に

おいても重要な位置を占める.

4）環境・対象の特性

作業療法で用いる作業活動の種目のなかで，園芸は四季の変化や天候，植物の生育など自然な環境に，直接，身体感覚を通して触れるという点が大きな特徴である.

・[自然にあわせる]

草花や野菜を育てるなかに，自然のうつりかわりがある. 植物が育つ季節にあわせて，寒いとか暑いとかを自然に感じながら，四季のうつりかわりを身体で受け止めている. そして季節の変化と日々の天候に左右されながら，草花や野菜が生育する過程には，四季のリズムとともに，大きな時間の流れと生命のリズムがある. そのリズムは，季節感や時間の感覚，基本的な生活のリズムを取り戻す指標となる.

・[植えたものが育つ]

四季の変化や天候，植物の成長は，自分の意にかなうものではなく，自分が水を撒いたり草を取ったりして育てながら（主体的な行為），天候や育つ植物に任せる（実存的な受容）相互のかかわりである. この時間と生命のリズムのなかで，水を撒き，草を取り，肥料を施す自分の行いに対して，作物は育ち，花をつけ実をむすぶことで応える. その応えが自己尊重や自我の育成を生む.

おかしなことに，自分が種を蒔き，苗を植える行為をするとしないとでは，まるでその関係が違う. 自分が直接手を下さない場合は，山の草木やよその畑を見て，きれいだとかきれいでないというような，ありふれたかかわりに終わってしまう. しかし，自分が手を下すと世界がまるで変わる. 蒔いた種の芽がでるかどうか，芽や植えた苗の1本1本の育ちの違いが気になる. 蒔いた種が土を押し上げ芽を出す，思わずがんばれという気持ちがわく. みずみずしい双葉が開き，日々大きくなる. そしてできた花や実は，店頭で買うときと違い，育ったものすべてがいとおしく大切になる. 不思議なものであるが，それが園芸における相互の関係性であり，しかも相手が人間でないというところに，自分への侵襲性の少ない安全感，安心感がある.

・[自然にふれる]

ただぼんやり見ているだけでいい. 畑に育った野菜，病室の窓際に置かれた鉢植え，陽の光は緑の葉にろ過され，緑の葉の動きで風が見える. ただぼんやり見ているだけで，自分も目の前の自然の一部になったようなやすらぎと安心を覚える.

土や水・空気・植物という自然な環境に，身体の感覚を通してふれる一体感，それは自分の感覚を通して世界に触れることであり，現実的な身体感覚に支えられた安心感を生む.

このしっかりと自己の行為に応えてくれながら侵襲性の少ない相互関係，世界とのふれあいが園芸の大きな特性の一つである. 人が人工的な部屋のなかに観葉植物を持ち込むのも，こうした自然とのかかわりを無意識に求めてのことであろう.

5）場・人とのかかわりの特性

園芸がおこなわれる場やそこにおける他者とのかかわりに見られる特性としては，[参加する]，[売る]，[共に食べる]ことに関するものがある.

· [参加する]

　園芸は一人でも可能な作業であるが，植物を育てるということに関わる（参加する）ということは，季節のそして1日のリズムに合わせることになる．動物を育てるほどではないにしろ，命ある植物が相手であるから，日々世話が必要になる．それが生活のリズムを作る．

　また，一人で行うこともあるが，何人かの仲間と行う場合は，一般に集団で起きるダイナミックスが見られる．しかし他のグループワークに比べ，間に自然や植物という共通の対象があることにより，年齢や能力の差が支障にならず，かえってお互いの役割が活かされる．その共通の実存的な対象を介した活動は，共通体験，共有感覚を通し，受容され愛他的な体験の場となる．

· [売る]

　園芸には，収穫した野菜や，育てた花，作ったものを自分たちで楽しむだけでなく，他の人に売るという活動もある．「おいしそうなナスね，良くできたのね」と買う人に，「雨が降らないので毎日の水撒きが大変だったけど」とナスを渡す．他の手芸作品を売る場合と違って，園芸でできたものは自分と自然との合作という意味あいが大きく影響する．売る者と買った者が，自分たちが共通に体験した自然を共有体験として，ナス1つを介してその瞬間につながる．

　また売るという行為は，社会・現実生活とのかかわりであり，具体的な社会適応技術の習得の場になる．作業療法の特性ともいえる主体的な体験の場が，イメージ化が苦手なため般化が困難といわれる統合失調症に対するSSTの欠点を超え，自発的な生活技能訓練の場となる．

· [共に食べる]

　自分たちが収穫したものを仲間といっしょに食べるという行為は，消費する楽しみ（自我開放）とともに，「同じ釜の飯を食った」という言い方に表されるように，深いつきあいを意味，または意図する，対人関係に関連した生活行為である．協同作業のなかで収穫されたものを共に食べる，それは人との交流の原点でもある．

6）療法としての特性

　前述した園芸やその周辺活動の特性は，作業療法の点数化に反対する決議がなされた第72回日本精神神経学会総会（1975）で，菅が若い医師により発言を妨げられたという演題「作業療法の奏効機転」（菅，1975）で語ろうとした，作業の身体的，生物学的要素のほとんどを含み，さらに広義に精神療法的な奏効も示唆するものである．

　療法としての適応という点では，作業の内容は，種を蒔く，水を撒くなど，簡単ではあるが欠かすことのできない作業から少し難しい作業まで幅広い．生産から消費，遊びと，生活の基本的なものをすべて含んでいて対象を選ばない．しかも個々の作業は定型的であるが，作る野菜や育てる植物とその成長過程により作業は変化に富んでいる．そのため，個々の能力やその時の状態にかかわらず，個々に応じた役割活動がおこなえ，年齢・障害の程度を超えて，対象を選ばないことが特徴である．

　また園芸には，生活のリズム作り，適切な自己表現など，生活指導やSSTの対象にもなっている多くの目標が内包されている．しかも内包される目標は似ているが，自分が植

表 5-2　園芸の作業種目の特徴

活　動	特　徴
挿し木	作業テーブルがあればあまり場所を選ばずに行える．特に対象を選ばない．
鉢植え，プランター栽培	草花から野菜作りまで，わずかな場所があれば，病棟でも行える． 少人数や個別のかかわり，移動に支障のある人にも適している． 根菜類以外はほぼ作ることができ，1〜2か月と比較的短期に育つ葉野菜や二十日大根などのミニ野菜，草花が作りやすい．
水耕栽培	ヒヤシンスなど花の球根やカイワレ，モヤシといった双葉までの発芽を利用した野菜，トマトの水耕栽培など土がなくても育てられるのが特徴． 少人数や個別のかかわり，移動に支障のある人にも適している． 土の代わりにセラミックボールなどを用いた観葉植物の栽培もある． いずれも室内で行えるのが特徴．作るものによっては季節の影響を受けるが，ほぼ1年中，時期を選ばず行えるのが特徴．
観葉植物の世話	老人など何か役割のあることに意味がある人には適切． 少人数や個別のかかわり，移動に支障のある人にも適している． 本格的に行えば，OTやデイケア等で，育てた鉢植えを各部署に貸し出し，その世話をするというグリーンサービスをプリボケーショナルなグループワークとしておこなうことも可能．
菜園，花壇	育てて収穫するまで3〜6か月はかかり，季節の制限もあるので，比較的慢性のリハビリテーションを目的とした人に向く．
リースなど作品づくり	通常の手工芸と同様に使える． 少人数や個別のかかわり，移動に支障のある人にも適している．

えたナスを育てるため，ナスの成長に合わせて行う日々の世話が自ずと自らの生活リズムを整えるように，生活指導やSSTとは手段が異なる．この受動から能動へと主体を移した，そして活動そのものが目標を内包した具体的な体験という手段の違いが特徴といえる．この作業療法の特性である主体的な生活体験の場が，イメージ化が苦手なため般化が困難といわれる分裂病障害などに対するSSTの欠点を越え，自発的な生活技能訓練の場となる．

7）園芸の利用

　園芸は比較的短期のリハビリテーション対象者から慢性期のリハビリテーション対象者まで，能力，年齢，障害の程度を超えて利用できるが，自然相手のため多少の工夫が必要になる．紙面の制限からそのすべてを述べることはできないが，園芸の主な種目の特徴を**表** 5-2に示し，以下幾つかの実践例を紹介する．

　比較的慢性化した障害をもちながら生活する人に対しては，家庭菜園のように季節季節の野菜づくりが利用できる．春から夏にかけて，エンドウ，ジャガイモ，スイカ，トウモロコシ，ナスなど，秋から冬にかけては，サツマイモ，大根，何種類かの中国野菜と，活動が途切れることがない．収穫した物を食べるのは旬を食べるような楽しみ．たくさん採れると販売する．外来の患者や病院のスタッフ，近所の人などが買う．自分たちが作った野菜を，商品として値踏みし買ってくれる人がいる．そうした四季に応じた，生活に密着しながら遊びの要素を含んだ活動が，生活のリズムを作り，拠り所を作り，その生活を支える場となる．

　同じ慢性化した病いや障害でも，身体機能に制限があり，畑に出るという移動が困難な

人に対しては，病室の窓際や病棟の近くに陽あたりの良いわずかな場所があれば行える鉢植えやプランター栽培が向いている．一人ひとりの名札をつけたチューリップの鉢，秋に病棟のデイルームでそれぞれが植えた球根に水をやり，芽の伸び具合に一喜一憂し，春には品評会を行った．認知症を含む老人病棟でのことである．病棟の看護師さんから，促しと禁止の言葉が多かった会話のなかに，「あら芽がでて，今日はいい天気でチューリップもうれしそうね」といったような，何かほっこりする会話が増え，気持ちの通い合いが深くなったと聞いた．ねらいは成功であった．

　10 代半ば，花なら咲きかけたつぼみのときに発病，人とのかかわりを避け閉じこもりがちな統合失調症の少女と，作業療法士は 2 人でプランターに花の種を蒔いた．小さな芽が出て，つぼみができる頃にも少女の表情に大きな変化はなかった．初めて花が咲いたとき，通りかかった他の患者さんがきれいねと言った．少女は「この作業療法士さんと植えたの」と笑みを浮かべた．芽が出て本当に育つか心配だったことなどを初めて話してくれた．小さな草花が育つのにあわせて，少女の閉じていた気持ちも開いていたのだ．

　40 歳の彼は，退院してアパートで一人暮らしをしていたが，部屋に引きこもり食事も十分にとらなくなった．体力の低下だけでなく，身体機能全体の低下がひどく入院を勧められたが，いやだという．せめて身体だけは大切にしようという誘いに応じて園芸に参加，断続的ながら続けて来るようになる．細かなことは苦手と言い，額から玉のような汗を流しながら土を掘り起こす．身体を動かすと気持ちがいいと言うようになる．今では話友達もでき，ナイトケアにも通い始めている．

　園芸は，私たち人間が生活のなかで作業活動をするという基本的なもの，今の社会の労働が失っているものを多く残している．作業療法ではもっと利用できる作業活動である．

5・3・3　『ひとと音・音楽—療法として音楽を使う』

　ひとは嬉しいときには，嬉しいという気持ちを表現する．苦しいとき，悲しいときには，苦しみや悲しみを癒し，乗り越えようとする．高ぶり，沈み，ゆらぐ気持ちの表現は，「からだのゆらぎ」，「こえのゆらぎ」として現れる．その高ぶり，沈みこみ，ゆらぐ気持ちを表す「ことば」が「うた」になり，「からだのゆらぎ」「こえのゆらぎ」がリズムとなって「おんがく」が生まれた．その気持ちのゆらぎに合わせるように，その気持ちのゆらぎを大きなうねりとするように，ひとは手を打ち鳴らし，足を踏み鳴らし，木や石をたたき，打ち合わせ，「楽器」が生まれた．それはひとが，こころ満ちたりた生活を求めて生みだした原初の「おんがく」，ひとにとってのルーツ音楽と言えるものだろう．

1）作業療法士と音楽療法士の出会い

　ひとの日々のいとなみ（生活を構成するすべての作業）を，生活の自律と適応に向けた援助の手だてとする作業療法士と，ジャズの即興的音楽からサウンドヒーリング（体感音響）の世界にワープしてきた音楽療法士が出会った．ひとにとって音楽とは何か，なぜひとは歌うのか，なぜひとは奏でるのか，音や音楽がひとにもたらすものは何か，共に，病めるこころを癒し，心身の機能の維持・回復，生活の質の向上を援助するセラピストとして，音や音楽，音楽に関連する諸活動を，ひとと音楽の原初の関係から見なおしてみようと意気投合した．その共同作業により生まれたのが『ひとと音・音楽—療法として音楽を

使う』である.

2) 音楽の効用

『ひとと音・音楽―療法として音楽を使う』は，療法として音楽をもちいるという視点から，ひとと音楽の関係に始まり，音楽をもちいる療法の治療構造，音楽の効用，適応と対象，プログラムの進め方などを示し，具体的な事例を数例紹介するという構成にした.

『ひとと音・音楽―療法として音楽を使う』は，療法として音楽をもちいるという視点から，ひとの生活と音楽，養生・療養と音楽，治療と音楽といった視点から，療法としてもちいる場合の定義や分類など，療法としての音楽の位置づけに始まり，ひとにとって音楽はどのような意味をもつのかを，ひとが音楽を療法として利用するようになった歴史から，欧米における音楽療法と日本における音楽療法の成り立ち，生活や文化と音楽の関係，音楽を表現する楽器などから述べた.

3) 音楽療法の構造

そして，聴く，歌う，奏でる，創るという音楽と音楽活動を手だてとする療法の治療構造を示し，治療を成り立たせている構成要素を，音・音楽，音素材，音楽活動（鑑賞，歌唱，演奏，創作），音楽がつくる場ととらえて，それぞれの特性を作業分析手法により示す試みをした.

さらに，音楽の効用を，環境面，精神認知機能面，感覚運動機能面，心理社会機能面から示し，他の療法との違いについて述べ，このような音楽の効用を回復状態，発達過程という視点から見なおし，精神障害，身体障害，発達障害，老年期障害，更正対象に対する適応について述べ，音楽をもちいた療法の基本的プロセスを示し，評価やその結果からどのようにプログラムを立てるか，そして，セラピストがおこなったプログラムに対する効果判定と記録について述べた.

音楽は，ひとが生まれてから死ぬまでの生きるという時間のなかでわき起こる，喜怒哀楽さまざまな情感を感じ，表し，乗り越え，こころ満ちたりた生活を求めて生みだした必然的なものである.『ひとと音・音楽―療法として音楽を使う』は，音楽を療法として使用する作業療法の視点から，ひとと音や音楽との関係を言語化したものである.

5・3・4 音楽と記憶

作業活動にともなう運動やそれから起こる深部感覚刺激，素材や道具から受ける皮膚感覚刺激への反応は，ひとの生育過程における体験と深いかかわりがある．それが幼少時に快の体験として記憶されたものであれば，なじみのある感覚として，また言語的知的な認知を必要としない刺激として，人の記憶や情動に直接作用すると考える.

この論文は，生活史における音楽の記憶とピアノを弾くという作業活動が一つの手続き記憶として脳に作用したことなどにより，自殺未遂により全健忘状態となった患者のリハビリテーションのかかわりを，脳機能モデルに基づいた固有の仮説機能を示し，その固有の機能と個人にとっての力動的意味が，記憶の回復に果たした相互作用について，症例を通して考察したものである（山根，1992）.

1）症例について

　症例については，個人情報に関する倫理規定に照らして，問題が無い程度に修正を加えてある．

　精神障害者の自殺企図の動機に関しては，症状や自信の喪失などいくつかの考察もある（梶谷，1987：山上，1987）．松本らも感想として述べているように（松本ら，1989），自殺は単独者の行為であり，治療者としては手の届かないむなしさを感じるものである．しかし，どのような理由であれ，行為が未遂に終わり身体の障害を合併した場合には，二重の障害の受容という大きな問題を迎えることになる（冨岡ら，1988）．

　記憶を失うということは，同時にこれまでの生きた証を失うことでもある．この患者にとっても，記憶を取り戻す道程は，まさに生きた証を取り戻すと同時に，統合失調症と身体障害という二重の障害の受容の過程であった．

　身体障害と失語を伴い，記憶障害についても外傷による器質性健忘と心因性健忘の程度もはっきりしない，試行錯誤の作業療法過程において，記憶の回復に幼少時より母から教わったピアノが大きな役割を果たした．患者にとっての音楽の個人的意味と，脳機能モデルに基づいたピアノを弾くという作業活動固有の仮説機能を示し，それらが相互に果たした役割について考察した．

　症例は30歳代男性．音楽一家の長男として生まれ，患者の育児は家政婦にまかせられ，幼少時より，母親から音楽教育を受けて育った．音楽で身をたてるほどの才能はなかったようであるが，音楽を得意とし，高校時代はブラスバンド部を作るなど活発に活動している．しかし，高校3年生の時，父親が原因で家庭は崩壊状態になり，それを契機に精神病状がみられるようになり半年あまり入院した．寛解後，両親は音楽系大学を勧めるが，某大学哲学科に進学した．音楽に関しては，教会の日曜学校で伴奏したり，音楽論を雑誌に投稿したりと関心を持ち続け，卒論のテーマも中世の音楽論であった．

　大学在学中，2回精神衰弱状態で入院するが，卒業し就職する．その後再発，就労を繰り返しながら，27歳のとき，入院中に知り合った女性と結婚した．妻は，患者は頭はいいが自己中心的で，一方的に結婚させられたと述べている．また患者とその家族の関係については，妻は，患者は父親に関しては自分と遊んでくれた思い出や音楽の教授であるということ以外にはふれず，母親とは常に愛憎交錯した関係にあり，自分が入り込む隙間がないほどであると述べている．

　33歳のとき，職場で比較的関係のよかった上司が退職したことや，患者自身の交通事故（バイク運転中，軽い接触転倒）などが重なり不安定になり，本人の希望で6度目の入院となるが，入院まもなく建物2階より飛び降り，自殺を図る．未遂に終わるが，左大腿骨複雑骨折，右踵骨複雑骨折，骨盤骨折，左前頭部挫滅，脳挫傷で，1月余り昏睡状態が続いた．

　その間に，骨折に対する外科手術が施された．CT所見では，顕著な異常はみられず意識は回復したものの，失語があり情緒不安定で，記憶の回復はほとんどみられなかった．事故後4か月で，情緒安定，周囲とのコミュニケーションの調整を目的に，精神科主治医より作業療法の処方が出された．

表 5-3　作業療法処方時の評価・目標

初期評価	言語：健忘失語（喚語の迂回遅延が多い） 記憶：逆向健忘（家族の名前程度） 身体：CT 所見異常なし 　　　右下腿観血骨接合後ギプス固定 　　　ベッド上の座位が可 　　　導尿カテーテル（脊髄圧迫障害）
理学療法の内容：ベッドサイドで他動運動 　　　　　　　　自動運動指導 　　　　　　　　車いすへの移動訓練	
作業療法の目標：失語記憶障害に起因する不安の軽減 　　　　　　　　周囲とのコミュニケーションの調整 　　　　　　　　家族の支持・指導	

2）経過

　作業療法処方時の状態と方針を**表5-3**にまとめた．作業療法士としてのかかわりと患者の変化を軸に，全体の経過を記憶の回復に沿って4期に分けてみることにする．

・［1期：「記憶回復の低迷停滞期」受傷〜作業療法開始2か月］

　作業療法開始時，こちらの言うことは比較的理解でき自発語はあるものの，返される言葉は「いやですねー」「いわゆるね，かなー」「すきですねー」といった程度であった．意味の通じにくいことが多く，喚語の迂回・遅延反応が顕著な健忘失語状態であった．記憶に関しては，失語の影響もありその程度や原因ははっきりしないが，家族の名前を思いだした程度で，逆行健忘状態にあると思われた．

　身体機能面は，下肢装具装着で杖歩行まで可能との見通しであったが，脊髄の圧迫障害で残尿・失禁があり，導尿カテーテルを装着し，右下腿はギプス固定され，ベッドサイドでの他動運動と一部自動運動の指導が，理学療法士により実施されていた．

　作業療法としては，失語に起因する不安の軽減・情緒の安定を目的としたかかわりを中心に，家族や看護スタッフなど周囲の人たちとのコミュニケーションの調整を開始した．

　病室に行き，妻の訴えも含め患者の話を聴き，周囲との通訳・調整の役を果たすことから始めた．自分の言うことが分かってもらえるということが理解できてからは，患者も情緒的に少し安定してきた．作業療法を開始して約1か月後には，外科病棟より合併症病棟に移り，言語訓練に加え，車いすの操作訓練を開始した．喚語の反応は少しずつ回復するものの，記憶に関しては大きな進展はなかった．

・［2期：「ポジティブな記憶の回復による一時的安定期」開始3〜6か月］

　作業療法を開始し3か月目に入り，歩行訓練と気晴らしを主目的に記憶の回復につながるきっかけ探しを兼ね，楽器や音響器材などもある作業療法室に誘導することにした．作業療法室は，患者が精神科に入院中のことを知っている他の患者もいるため，初期は他の患者からの刺激を避けて通常の活動と時間帯をはずして利用した．音楽に関しては，幼少時よりたしなみ，得意としていたことは分かっていたが，個人的にどのような意味合いをもっているか不明であったため，こちらから直接のはたらきかけにはもちいなかった．しかしその初めて作業療法室に入ったとき，部屋の隅に置いてあったキーボードを見て，「これ，さわれますか」と患者自ら鍵盤にふれ，「これ何ですか？　音が出ますね」と言う．

キーボードを弾くというより，鍵盤を人差し指で押しているという状態であった．リズムは失われ単調でテンポは遅いものの，よく聴けば「上を向いて歩こう」「エリーゼのために」などのフレーズの，断片の繰り返しであることが分かった．本人は音がでることを楽しむかのように，30分余り夢中になって鍵盤にさわっていた．

同伴していた妻が，「あなたピアノが得意だったのよ．ショパンもベートーベンも弾いてたのよ」と叫ぶ声に，本人は「僕，分かりませんね」と繰り返していた．そのことをきっかけにキーボードで音遊びをしたり，レコードを聴いたり，音捜しをしたりといった活動を，プログラムのなかに徐々に取り入れてみた．

最初はただ鍵盤を指で押しているという状態であったが，次第に断片的であったフレーズがつながるようになってきた．その頃から（2週間くらい），ピアノやバイオリンを習ったことなどを，ポツポツと思い出し，思い出したことを話すようになった．「お母さんはね，僕にしっかり練習しなさいよと言って，ピアノを教えてくれましたね」，「お母さんはね，ピアノの先生でね，お父さんもね，大学で音楽を教えていましたね」，「僕が上手に弾くと喜んでいましたね」，「お父さんはね，僕と遊んでくれましたね」と，語られる内容は発病前，特に幼少時のポジティブなものが主であった．

そうして，音楽に関連して思い出される幼少時のことなどを，雑談のなかでつなぐようにし，キーボードにふれて1か月くらいから停滞していた記憶の回復が進み始めた．キーボードを弾いた直後は言葉も多くなり，歩行のためのバランス訓練など身体的な動きも良くなるということが見られた．こうして3か月，短下肢装具装着でなんとか平坦部の杖歩行が可能になり，受傷後10か月で，整形外科治療を終了し退院が決まった．

キーボードを弾くという視点からみると，単に指で押すという状態から，単調で常同的ではあるものの，昔よく弾いていたといういくつかの曲を弾けるようになっていた．また，レコードで聴いた音探しは少しできるが，楽譜を見ての演奏はほとんど曲にならない状態であった．

・[3期：「ネガティブな記憶の部分的回復による抵抗期」6～10か月]

退院は決まったものの，記憶の回復は十分とは言えず，精神的にもまだ不安定であった．統合失調症発病前の高校生時代のことまでは記憶も比較的つながったが，受傷前の生活に関することなどに対する記憶は曖昧であった．また，自宅が遠方で高層住宅であるため，階段昇降が十分にできない患者にとって，自宅への退院は不可能であった．そのため，病院の近くにアパートを借り，記憶の回復を含め自宅での生活と通院時の交通機関利用，階段昇降の訓練を目的に，外来で通院することになった．

アパートから通い，キーボードを弾いて話をしたり，歩行練習をしたりという日々が始まる．徐々にではあるがリズムがとれるようになり，少しは楽譜を見て弾けるようになった．それにつれ想起される記憶の内容も，最初の音楽に関連した幼少児のポジティブなものから，次第にネガティブなものも含まれるようになってきた．父親のことについてはふれていないが，精神科に入院したときの様子や入院中の不快な体験などを思いだし始めたときに，キーボードに触れなくなり通院が途切れてしまった．

心配して電話をかけると「いやですねー．病院に行きません」と言うだけであった．少し時期をおきながら，よく聞いてみると，精神科の病院に通うということ，そして自分は相手を思い出せないのに，自分のことを知っていて声をかけてくる患者や職員がいること

が嫌，しかし，妻が勤務に出る日中は話し相手もなく寂しいということであった．

　これまでの入院中，患者はかなり弁が立ち敬遠されながら，院内の患者間の活動ではいろいろな意味で一目おかれていた．そうしたことを知っている他の患者が，患者の状態をいぶかって，外来診察時に声をかけてくるようであった．また日中，集金や訪問セールスなどアパートを訪れてくる者と，十分な対応ができないことなども負担になっていることが分かった．そのため本人と相談し，病院から来たということは伏せてアパートを訪れ，話相手になりながら生活の相談や指導を行うようにした．

　キーボードを通して呼び起こされたネガティブな記憶が意識され，抑制が働いた時期といえる．ノンバーバルな手段を用いて働きかけをする治療において，注意を要する時期であった．

・[4期：「記憶回復に伴う抵抗から受容へ」開始11か月〜]

　訪問により話相手になりながら，駅の階段の昇降を実際の通院経路を使って練習するといったかかわりを始めて3か月あまりたち，精神科通院時の件については「しかたないね」というようになる．多少の判断の遅れはあるものの，何とか日常の会話も支障がなくなり，杖を使用しての階段昇降も可能となった．自宅から病院まで，電車を利用しての通院も，何度かの練習でできるようになった．作業療法を開始して11か月，アパートに移ってから約5か月で自宅に戻ることになった．

　自宅に帰ってからは，家での生活の相談と通院指導，危機介入的サポートが始まった．このとき，記憶に関しては，事故に関する部分だけが空白となっているほかはほぼ思い出されていた．また，しばらく触れることのなかったキーボードにも触れ始めていた．テンポの緩急が一定せず音楽としての全体的な統合はよくないが，「ドレミの歌」や「エリーゼのために」，時にベートーベンの「運命」の一部などを，来院時に気の向くまま弾いてくれたりもした．

　実際の自宅での生活が始まり，事故前の生活の記憶がさらにはっきりしてくると，受傷前に比べ妻と自分の立場が逆転していることに気づき，悩むようになってきた．本人は「どうしてか分かりませんね」と言うが，妻が勤務の都合で帰宅が遅くなったりする日が続くと，便で汚れた下着が部屋中に散らかっていたり，トイレットペーパーを1日に6ロールも使いトイレが詰まって階下に水もれしていたりといったことがおきるようになった．そのため本人以上に妻の方が疲れはて，二人の生活を続けるのは限界ですと訴える時期もあった．しかし，妻を含めた何度かの面接のなかで，患者は働けない自分の情けなさや，妻に離婚をほのめかされたときの不安を話し「わかれたくないですねー」と一言．そうして，作業療法士が緩衝役になりながら，再び二人の生活は続いている．

3）考察

　健忘に対する最近の研究（浅井ら，1976；高橋ら，1989）や事例の報告（市川ら，1982；渡辺ら，1987；松井，1980）には，この症例の心因的背景などを部分的に示唆するものもある．しかし，精神障害，身体障害両面の要素が相互に関係した記憶の障害の評価や治療に関しては，比較できる事例もなく，心身両面に起きるリスクに対する配慮を中心に，試行錯誤しながら進めた作業療法であった．脳挫傷による器質的影響や，失語がどの程度影響しているのか分からず，精査も行えない状態のなかで，基本的には記憶回復を主たる目

的におかず，不安の軽減と周囲とのコミュニケーションの調整，具体的な生活面の相談指導を主においたことが治療を自然に進展させた．

　受傷から，外科的治療，リハビリテーション，家庭復帰への経過を振り返ってみると，身体的な治療や介助が中心となる初期の段階では，統合失調症という疾患の特異的な影響はみられなかった．

　しかし，健忘が時に自殺の代理であるとの見方（高橋ら，1989）があるように，今回の受傷の一因である統合失調症にまつわる諸々の問題が，記憶の回復の停滞にも関係していたと考えられる．

　結果的には，患者にとってアンビバレンツな要素をもつキーボードを弾くということが，記憶回復のきっかけとなった．治療道具としての音楽には，いろいろな特性があるが，患者にとっての音楽の個人的な意味と，キーボードを弾くという音楽そのものの特性という二面から，この症例において音楽という作業活動が果たした役割を考察してみる．

4）個人的な音楽の意味について

　まず患者にとっての，音楽の個人的な意味について考えてみる．育児を家政婦にまかせながらピアノを熱心に教える母親との関係からは，アンビバレンツながらも，音楽が，唯一母親に受け入れてもらえる対象であったことが推察できる．また，音楽関係の大学教授であり，患者ともよく遊んでくれたという父親との関係，家族のほとんどが音楽をたしなみ，音楽に関した職についていることなどから，家族全体が音楽を軸にしてかろうじてまとまっていたと考えられる．患者自身も，そうした音楽に支えられたあいまいな幻想的対象関係とでも言える家族関係のなかで，自分を保っていたものと推察される．そして患者にとって，音楽は幼少時よりなじみ，得意とし，素人にしては技術的にも高かったため，肯定的な自己認知の対象となっていたものと思う．

　このような音楽を軸とした家族の関係が，父親の起こした事件で破綻を来したことは，患者にとっては大きなショックであったと思われる．このある意味での対象喪失体験は，今回の事故前の再入院に至るいきさつにも関連し，松木ら（1981）が心因性健忘者の情動の基底には対象喪失不安があると述べていることとも関連するように思われる．

　そうして，音楽系の大学進学をやめながらも，音楽論の投稿，卒論のテーマ選択など音楽に関連したその後の行動から，父親という対象の喪失と家族関係の破綻とともに，音楽そのものも葛藤の対象となったと推察する．

　以上から患者にとっての個人的な音楽の意味をまとめてみると，**表 5-5** の①〜④のようになる．

5）ピアノ（キーボード）を弾くという音楽固有の特性について

　次に，ピアノを弾くという音楽固有の特性について考えてみる．ピアノを弾く指の動きと脳の働く領域の関係（蔵田ら，1989；久保田，1983）を簡略化して示すと，**図 5-1** のようになる．はじめて鍵盤にふれたときの，単に指で鍵盤を押すという段階は，大脳皮質運動野―手の筋肉―手の感覚受容器―大脳皮質感覚野―大脳皮質運動野という閉回路を主とした運動（**図 5-1** の A）である．

　そうして，運動連合野―小脳―運動野―運動連合野の回路が働く（**図 5-1** の B）ように

表 5-5　患者にとっての音楽の個人的意味と音楽固有の特性

［個人的な音楽の意味］
① 母親との一体化の代償的対象
② 理想とする父親像，家族関係の幻想的対象の象徴
③ 肯定的な自己認知の対象
④ 父親という理想対象像の喪失と幻想的な家族関係の破綻後は葛藤対象

［ピアノを弾くという音楽固有の特性］
⑤ ピアノを弾く指の動きが，錐体路系の神経回路を賦活
⑥ 音としての音楽は言語的認知を必要としないため，聴覚─脳幹系列により直接情動に作用
⑦ ピアノの鍵盤を弾く指からの深部感覚や触覚が，記憶として残っていた幼少時の陽性的感覚体験と直接つながった
⑧ ピアノの鍵盤をたたく手の機能と同一化した身体エネルギーの使用が，情動の発散になった

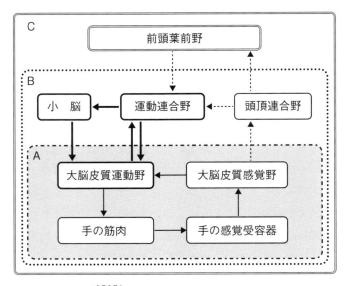

A： 　　　 単に指で鍵盤を押す

B： 　　　 覚えているメロディーを繰り返す

C： 　　　 自分の解釈を加えて弾く

図 5-1　ピアノの弾き方と脳の働く領域
（山根　寛：ひとと作業・作業活動　新版．三輪書店，2015，p58 の図
2-3-2 より引用）

なることで，運動のパターンとして記憶されている指の動きとなる．さらに，前頭葉前野が機能に加わる（**図 5-1** の C）ことで，次第に今の手指の運動に基づいて先の運動の修正ができるようになり，リズムやテンポの緩急など，自分の解釈を含んだ指の動きに至る．

　このピアノを弾くという手指の運動による刺激が，脳の働きにどのように影響するかについて考えてみる．

　まず初期の鍵盤を押す指の動きが，幼児期よりの練習でパターン化された錐体路系の手指の運動の記憶を賦活し，記憶されている運動パターンが思い出され，その運動パターンの再現が本症例では常同的な繰り返しの曲の形になった．そして形になった曲は，言語的

認知を必要としない音としての音楽の特徴により，聴覚—脳幹系列を通して直接情動に働きかけた（松井，1980；角田，1989）と考える．さらに，ピアノの鍵盤を弾く指からの深部感覚や触覚は，幼少時のポジティブな感覚的体験と直接つながり，快の情動へのはたらきかけを促進したものと推測する．

また，ピアノを弾いた直後はやや気持ちが高揚し言葉が多くなり，身体的な動きがスムーズになったことなどから，ピアノ（キーボード）を弾くという手の機能と同一化した身体運動エネルギーの使用（山根，1990），身体運動に伴う快の刺激となり，記憶障害に起因した情動の発散にもつながったものと考える．

この患者にとってのピアノを弾くという音楽固有の特性をまとめると，**表5-5** の⑤〜⑧ようになる．

6）記憶回復過程とピアノを弾くことの関係について

ピアノに触れたときを起点とし，記憶の回復過程とピアノを弾くことの関係をもう少しくわしくみると，次のように4段階になる．

1段階はすでに述べたように，鍵盤を指で押すという，運動の下位レベルから始まる手指の動きからの深部感覚，鍵盤からの皮膚感覚というノンバーバルな刺激による賦活作用の段階である．いわゆる身体が覚えている手指の運動の記憶や皮膚感覚が賦活されるにつれ，それにともなった快の経験である．幼少時の音楽を通した母との体験の断片が思い出されたといえる．

運動のパターンとしての記憶の回復が進み，結果として表現される音が，曲の形になる．再現された音としての音楽が，ポジティブな記憶と結びつき，抑圧された記憶を呼び戻すきっかけになった．これが2段階である．

この1, 2段階に共通しているのは，松井が精神療法的接近について述べている（松井，1972），ノンバーバルな作業活動のもつacting outの効果も大きく機能している．思うように自分の気持ちを伝えられない失語と健忘というバーバルなコミュニケーションの障害のなかで，ピアノは発散をともなったノンバーバルなコミュニケーションとしての機能を果たしたものと思われる．

そうした下位の感覚レベルによって賦活された記憶がつながるにつれて，抑圧されていたネガティブな記憶が思い出されはじめた．そして，ネガティブな記憶を意識しはじめた時点で，抑制が働き，ピアノにふれなくなった（第3段階）と推測する．

このポジティブな記憶からの回復は，浅井らが1976年に健忘症状群の研究（浅井ら，1976）で今後の問題としてあげた，ポジティブな症状がなぜ現れてくるかという問題を解く糸口の一つになるように考える．

絵画をもちいた場合も同様であるが（山根，1990），このようにノンバーバルな作業活動を媒介として働きかける場合，言語によるはたらきかけに比較して，抑圧されていたものが表出されやすい．したがってこの症例がピアノを弾かなくなったときのように，抑圧されていたものが意識化されるときに起きる抵抗（自己抑制）に対する扱いが，言語による精神療法での過程と同様に治療上の重要なポイントになる．

この症例の場合も，そうした抵抗を受け入れ，訪問や具体的なADLの指導を行うなかで，意識化にともなう心の処理が少し終わりはじめて，またピアノにふれることができる

ようになった（第4段階）ものと考える.

　脳挫傷による器質的影響と心因的影響が共にあったものと思われるが，意識を回復した後の患者の経過を考えてみると，ピアノを弾くという個人的な意味合いと運動・感覚レベルからの刺激とが相互に作用し記憶の回復に大きく寄与したと考える.

5・3・5 　土の宿から「まなびやー」の風がふく

　奨学金と家庭教師で生活費をまかなっていた大学生が学生運動によって閉鎖され奨学金がとめられたとき，学生運動をしている連中が，重度の脳性マヒ者を車いすに乗せて，路上で自分たちのアジ演説に使っているのを見て非難したとき，脳性マヒの人たちに「あんたはこの人たちを悪く言うが，今自分たちの声に耳を傾けてくれるのはこの学生さんたちだけだ．あんたは僕たちがどんな生活をしているか知ってそう言うのか？」と問われた.

1）重度脳性マヒ者との出会い

　当時の日本は高度経済成長の時代で，心身に何らかの支障があり働けない人たちは，権利の平等という名の下に施設や養護学校に収容されていた時代である．そういう扱いを受けている人たちは社会から隔離されていたため，町で目にする機会がなかったため，「知らない」と言うと，「自分たちの生活を見に来るように」と言われ，仲間と出向いた.

　その人たちが収容されていたのは，精神科病院だった．マヒで言葉がよく分からない人たちはよく分からないことを言う精神的に混乱している人と誤解され，閉鎖病棟に入れられていた．「自分たちは何も悪いこともしていないのに，何を話してるのか分からないという理由で，こんな所（精神科病院の閉鎖病棟）に入れられている．ここを出ることができるなら，たとえ一日でも普通に生活できるなら死んでもいい．施設を出た仲間が生活しているところがあるので見に行ったらいい」と言われ，大学のあった広島市からその人たちの仲間が暮らしているという山口県周東町祖生という町まで5，6時間かけて通うようになった.

　祖生の駅から5，6キロ離れた農協が倉庫代わりに使用していた古い農家であった．そこに7，8人の重度の脳性マヒや小児マヒの人がお互いに助け合いながら暮らしていた．その山口県の小さな田舎町で，自分の生き方は自分で決める自由を求めて，施設を出た木村浩子とその仲間たちのささやかで精一杯な共同生活の始まりだった．「人は土から生まれ，土に還る」，すべてを受け入れ消化し，芽ぶきを助け，育んでいく「土」，そのようなものでありたいとの思いから「土の会」と名付けられた生活だった．当時大学生だった私たちは大学のあった広島から，毎週末その「土の会」に通い，そこで暮らしている人たちの介助をし，週明けの月曜の朝大学に帰るという生活を続けた．「病気や障害があっても町で暮らそう」が合い言葉であった（山根ら，2009）.

2）「土の会」活動
「土の会」の活動で気づいたことは，
・社会が不安定になると，弱い者から切り捨てられる.
・人それぞれに違っている.
　　共生（ともいき）は違いを認め，違いを超えること

・介護や福祉は生活である.

　　生活を奪った介護や福祉はおかしい

・配慮はしても遠慮はしない.

　　どちらかが遠慮しすぎる生活は続かない

ということだった.

　はじまりは,「土の会」の代表者の木村さんが出産されたばかりの赤ちゃんを連れての逃避行からであった. 木村さんはどうしても子どもを産みたいという思いで, 当時一緒に住んでいた人の子どもを妊娠したが, どこの病院もその身体で出産は難しいし, たとえ産まれたとしても (足指一本しか自由にならない身体では) 育てることはできないと受け入れを拒否した. そのなかで唯一広島の民医連系の病院が引き受けてくださり無事出産した (木村, 1967). その父親にあたる男性 (交通事故による脊髄損傷) が, 自分の交通事故の後遺症である下半身マヒに対する苦しみからアルコールに依存し中毒症状を起こしていて, 木村さんの金銭を当てにするようになり, それから逃れるために産まれたばかりの赤ん坊の世話をしながらの逃避行を, 僕たちが手伝った. 木村さんがどこでもトイレができるようにと, 木の椅子の座面をお尻が入るように丸くくりぬいて, その下にポリバケツを置いて簡易携帯トイレを作ったり, それで用を足すとき木村さんとそのトイレをすっぽり隠すマタニティドレスのようなものを作ったりしての逃避行だった. 広島大学の学生であった僕たちが交代で, その逃避行を手伝った.

　いろいろなことが, 走馬灯のように思い出される. その日は土の会の人たちが生活していた「土の宿」に, 学生や土の会の人たち, 遠来の友らが20人近く集まり, 久しぶりの大集合. 浩子さん大奮発.「ヤ‥‥ヤマネさん, きょ‥‥今日はネ, あ‥‥あのね, に‥‥にわとり頼ん‥‥だから, おいしい‥‥ものつくってくれる?」. どのくらいの量 (鶏肉がくるものと思っていた) が来るのかと聞くと, 一羽分との返事. まあ女の子もいるし, 唐揚げや炒め物など, 何とかなるだろうと思って「うん, 何とかする」と引き受けた.

　その頃僕は, けっこううるさ型の土の会の自称コック長だったのだ. 残り物でもなんでもあるもので, 食えるもの, それも食卓に出せるものが作れるという特技をもっていた.「ヤ‥‥ヤマネさん‥‥嫁さんいらんね」とまで言われた腕前だった. フータン (赤ん坊文香の愛称) をあやしながら遠来の客たちと話をしている, 学生の人が「ヤマネさん‥‥にわとりが来たよ」と不気味な声でボソリ. 庭に出てみると学生たちが集まってガヤガヤ. なんと虫の息の鶏が一羽足をくくられていた.「そ‥‥それ, に‥‥にわとり, りょ‥‥料理してね」と浩子さん. まるで, 鶏を知らないのかと言わんばかりの口調で‥‥. といったような日々の連続だった (山根ら, 2009).

3) 筋腱切除術—自分の身体で生活したい

　また, 拘縮が強くなる身体に対して, 医師から拘縮をなくすために筋腱切除術を勧められ, 拘縮があっても自分の身体で生活したいと希望する人たちの思いを医師に告げると「君たちのような素人が口を挟むことではない. これ (筋腱切除) が今の一番有効な治療だ」と言われ悔しい思いをした. それに反論するには医師と同等の知識がないと無理なのかと, 仲間のなかには医学部を受験し直す者もいたが, 私にはそのような経済的ゆとりはなかった. 何か手だてはないものかと探しているときにリハビリテーションという職種が

あることを知った．それが作業療法士の養成校に通うようになったきっかけだった．そうして，私の作業療法士の道が始まった．

このように作業療法の基本的なものを示す言語化の過程で，作業療法の原点となる基本的な作業活動について，その作業活動とひととの関係を分析しまとめることをおこない『ひとと音・音楽—療法として音楽を使う』，『ひとと植物・環境—療法として園芸を使う』が生まれ，私が作業療法士になるきっかけとなり，私の作業療法の基本的な理念が生まれた木村浩子さんと土の会の人たちとのかかわりをエッセイ風にまとめた『土の宿から「まなびやー」の風がふく』（山根ら，2009）が生まれた．

5・4 心と病い

ひとの病いはそのひとの心が身体の症状として表れることがある．ここでは，身体に現れた症状からひとの心の痛みを知る精神分析的な解釈から心の痛みを解決する作業療法のかかわりについて紹介する．

5・4・1 身体化症状と治療

身体化（somatization）は，転換ヒステリーに特徴的にみられ，心身症の身体症状形成過程まで含む包括的な概念であり，精神的ストレスや葛藤を身体症状に転換する防衛機制の過程をいう（柏瀬，1985）．このような身体化症状をもつ思春期から青年期の対象に対しては，その病理にふれることなく，主訴（身体症状）を受け入れ，興味のある活動を共にすることで症状が消えていくことが多い．

身体化症状をもつ転換ヒステリーに対する治療は，主訴を受け入れ身体症状へ対処することから始まり，関係を形成し，洞察，生活の見直しといったプロセスがとられる．自我の未成熟な思春期から青年期に対しては，モノや作業活動を介した直接病理にふれない「ほどよいかかわり」が有効な手段の一つとなる．身体化症状形成の精神力動を考慮した治癒過程において，作業をもちいることの心身両面の相乗作用がどのような役割を果たすのか，脆い自我を必死に支える思春期の「からだの声」に転換された「こころの声」に対して，作業や作業活動の特性を視点に，病理に直接ふれずにモノや作業活動を介する作業療法がもたらす「ほどよいかかわり」の治療的意味について症例を通して考察する．

1）症例

M子，17歳（作業療法開始時），転換ヒステリー．二人姉妹の次女．小中学校時代は成績も中程度で，友人もあった．特にこれといった問題はみられなかったが，仕事を理由にM子の気持ちに関心をはらわない父とのこころの距離は遠く，小学校3，4年の頃より両親の不仲を気にするようになったという．

中学時代（14歳）に，アレルギー性紫斑病，紫斑病性腎炎を発症し8か月間入院したことをきっかけに，M子の両親に対する反抗が始まった．16歳を迎える年の春頃から，次第に動作が緩慢になり強迫行為や抜毛がみられるようになった．2度目の入院は2か月ほどであったが，自宅に戻ってから家族との関係がうまくいかず，再び病院に戻ることになった．この3度目の入院にあたり，休学が長引くと留年になるため養護学校を併設して

いる病院（小児科）に転院することになった。転院して養護学校に通いはじめるが、次第に口数が減少し、歩けない、手に力が入らないと訴え、ついに車いすで移動するようになった。両親の面会を拒み、自傷行為や反復動作、独語、空笑などの精神症状がみられはじめ、日常生活は全介助状態となったため、心身両面からの詳しい診断と治療のため当科に転院してきた（17歳）。

2）転院時

転院時はうつむいて目を閉じ車いすに座ったままで、自分から何か訴えるということもなく、下腹部をたたいてトイレに行きたいと伝えようとするような動作がみられるだけであった。日常生活はすべて介助を必要とし、強迫的な反復行為がみられた。理学診療科の検査では、両手の手指に軽度の拘縮があるものの、これといった器質的な身体所見はみられなかった。意識障害はないため、手指拘縮の改善を理由に、主治医（精神科）より作業療法に依頼があった。私たちがおこなっている作業療法の場（山根、1997a；山根、1999；梶原ら、1999；American Psychiatric Association、1994）は、場を共有しながら人と同じことをしなくてもよい場（山根、1999）である。自由参加を原則とするが、本人の了解があり治療目的が明確な場合にはこうした依頼も受けている。

3）作業療法の始まり―歩けないの、手に力が入らない

参加当初は、車いすでつれてきてもらったり、看護者（以下 Ns）の肩を借り、すがるように歩いてきた。作業療法室内でも他者の手や衣服を持たないと移動できず、話しかけには首を振るか、子どものような口調の返事が返ってくるだけであった。無表情で、目を開けていられないといった様子で瞬きを繰り返すが、作業中は目を閉じていることが多かった。歩けない、手に力が入らないと、繭に籠もる蛹のように手足を動かそうとせず、こころの内を語ることなく月日が過ぎた。作業療法の依頼を受けたときには、すでに身体化症状が慢性化し手指に拘縮が始まっていた。少女の身体が訴える声（身体化症状）に耳を傾け、身体症状に対処することで彼女の気持ちを満たすことからかかわりは始まった。

経過を M 子の身体化症状の変化、言動の変化などから 3 期に分けて示す。

・1期：からだの声に耳を傾ける（1〜3か月）

最初は、主治医が把持の練習になるのではと勧めた革細工のスタンピングによるコースター作りに取り組む。スタンピング用の刻印棒を持とうとするが、「しっかり持てないの‥‥、手ぇに力‥入らないの‥」と言い、落としてしまい、「代わりにやって」と作業の大半を治療者に任せようとした。M 子が両親の面会を拒否していることもあり、十分な情報がなく、身体化症状形成までの因果関係は推測するしかなかったが、日常生活全介助の状態は二次的疾病利得の現れであろうと思われた。

指示や手順の理解など作業遂行上の認知的問題はないが、手指は長期間の屈曲肢位の影響と思われる軽度の拘縮がみられた。指が開かない、ものが握れないというが、他動的には各手指関節とも 90％以上の可動域は保たれていた。また指に力が入らないとも言うが、各指の徒手筋力検査では、特に筋力の低下はみられなかった。そのため、手指に力が入らないという主訴（からだの声）に耳を傾け、身体症状に対する対処として作業活動を教えるという形で作業療法を開始した。手指の曲げ伸ばしと筋力のチェックなどをおこなって

から，作業療法士が道具になって（行為の代理）作品を仕上げるといったかかわりをしばらく続けた．当初は，椅子から立ち上がるときに何度も立ったり座ったりするなどの強迫的な反復動作がみられた．

　1か月あまり経過し，実際に作品ができ，他の患者やNsに感心されるようになると，表情も和らぎ，作業時の閉眼はほとんどみられなくなった．色やデザインなど新しい工程の決定はすべて作業療法士に依存するが，自分から工具を手にするようになった．しかし意識して何かを持とうとすると，十分な把持ができず，全指によるこぶし握りしかできないため，弾力包帯を利用して工具の握りを太くするなどの工夫をした．そして，宿題という形で作業の一部を病棟でもNsと一緒におこなえるよう，工具一式を貸し出した．宿題の作業はスタンピングやレーシングであるが，「できへん，むつかしいわ」と言いつつも，Nsの援助が受けられるためか，毎回してくるようになった．

・2期：作業に惹かれて（4～5か月）

　3か月あまり経過し，いくつかのコースターやコインケースなどができると，「私ね，トトロが大好きなの」「あのね，ネコバスで何か作れないかな」という．M子のベッドサイドは大小さまざまなトトログッズや絵本で埋まっていた．M子の希望を聴きながら絵本を参考にネコバスのコインケースをデザインすると，「わっ，これかわいい．こんなのがほしかったー」と小さな子どものように声をあげて喜んだ．ネコバスのコインケースができあがり，同じデザインのペンケースに取り組む頃には，工具の握りを太くしていた弾力包帯もいつの間にか取りはずしていた．電気ペンで革に模様を描く工程もいつの間にか自分でするようになった．

　4か月過ぎる頃には，病棟と作業療法室間の行き帰り，そして作業療法室内では一人で歩き，道具の準備や片づけもするようになったが，病棟では身辺の行為は相変わらず要介助の状態が続いていた．一部のNsから，作業療法室でできることを病棟でもするように指導して欲しいという声があがったが，カンファレンスでしばらくこの状態の維持をお願いした．この時期には，「担当の看護師さんにあげるの」と言って，女性作業療法士にビーズ細工を教わったり，「お姉さんのも作ろうかな」と，自分のものと同じネコバスのコインケースを作るなど，他者のために作品を作るようになった．

・3期：解き放されたこころの声（6～7か月）

　5か月過ぎる頃には，一緒に参加する病棟の友達もでき，人と手をつながなくても一人で歩き，新しく知り合いになった患者にコースターの作り方を教えたりするようになった．6か月目に入る頃から，病棟での身のまわりのことを少しずつ自分でしてみることを宿題として提案した．「できるかな，大丈夫かな」と言うが，2週間あまりで身辺処理は自立した．

　仕上がった作品に，M子が思わず自分のサインを書いたのをみて，「字が書けるようになって良かったね」と言うと，驚いたように「あっ，字が書けるのお母さんには内緒よ，私が動くと心配するから」と苦笑いしながら言った．その頃から，腎炎で激しい運動をしないように言われたこと，そのことを母親がひどく気にして学校にまで来るようになったこと，体操の時間や階段の上り下りにまで口を出し，少しでも速い動きをすると止めに入るような毎日が続き，いつの間にか歩けなくなったこと，生活すべてに介助が必要になったことなどを話しはじめた．心配性でM子の生活すべてに過剰に干渉する母親に対するア

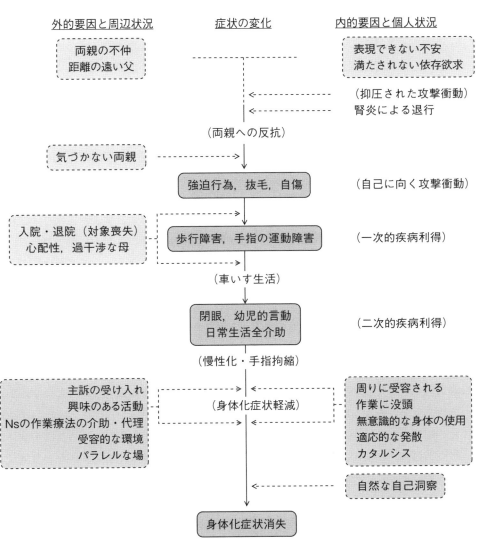

図 5-2　身体化症状形成と治癒の過程

ンビバレンツな感情，仕事と言って家をかえりみず，母とうまくいっていなかった父に対する不満なども少しずつ語るようになっていた．

　退院の日が決まってからは，病棟の友達や作業療法士と一緒に記念にと言って写真を撮ったり，学校の友達へのプレゼントと言ってコルクのコースターを作って過ごした．退院していくときに，「家に帰ったら，また歩けなくなってここに戻ってくるかもしれないよ」と笑いながら，ネコバスの財布とペンケースを鞄に入れたM子に，私は彼女自身が大きな山を一つ越えたと確信した．

4）考察

　M子の身体化症状をどのように理解し対処したのか，またモノや作業活動がどのような役割を果たしたのかについて考察する．

・身体化症状の理解と対処

　身体化症状形成と治癒の過程は**図5-2**のように示すことができる．両親の不仲が気にな

るがどうしていいか分からないM子に，仕事を理由にかかわろうとしない父親．M子の心中を察することもなくただ心配性で干渉する母親．そんな両親に直接向けることのできないM子の不満と葛藤より生まれた攻撃衝動は，腎炎という身体的な病気による退行の力を借りて，反抗という形で表出された．それでも解消されない不満と攻撃衝動は，強迫行為，抜毛，自傷行為など，自己へと向くようになり，次第に歩行障害，手指の運動障害へと身体化（転換）されることで回避された（一次的疾病利得）．M子の「こころの声」に気づかない両親，そして入院，退院，養護学校への編入など相次ぐできごとは重なる対象喪失体験として，症状形成を強化する要因になったであろうことが推測される．

　母の心配性と過干渉を回避するという意識化の意味もあったであろう車いす生活は，結果的に両親によって満たされることのなかった依存欲求を満たすこととなり，二次的疾病利得が生まれたと考えられる．作業時の閉眼や幼児的言動にみられる退行現象は，このような二次的疾病利得を維持する役割を担った症状ともいえよう．そして思春期から青年期にはじまる身体的愁訴が慢性化しやすいという，DSM-Ⅳ（American Psychiatric Association, 1994）の記述にもみられるように，M子の場合も身体化症状が1年以上にわたって続き手指の拘縮を引き起こしたものと思われる．

　このような状態におけるかかわりのはじめに，器質的原因を否定することは二次的疾病利得をただ強化することになりやすい．そのため，症状形成に至る精神力動に目を向け病理に焦点をあてないようにしながら，主訴を受け入れた身体機能の改善というかかわりを通して，関心を示し依存欲求を満たすことにした．病理が包む「こころ」に直接ふれないで，病理を包む「からだ」にふれる．身体化障害に対する治療のはじめにこの身体症状を扱う（高木，1995；成田，1997）（からだの声に耳を傾ける）というかかわりは，支持的精神療法としての役割を果たしているといえよう．

　作業の前におこなった作業療法士による手指の曲げ伸ばしは，主訴への対処としての他動的な可動域の改善というだけでなく，からだの声に耳を傾け，二次的疾病利得により周囲の同情や関心を無理に得ようとしなくてもよいということを体験させる意図があった．また，病棟に持ち帰る宿題も，同様に，関心がもたれているということを意識化させ，身体愁訴以外のことでNsとのコミュニケーションの機会を多くすることと依存欲求を満たす試みであった．

　自分の作品ができ，人からほめられ，興味に惹かれるまま我を忘れて手足を使ううちに，一次的疾病利得が引き起こされた状況を意識するこころのゆとりが生まれ，自らがその事実を語ることによって転換症状が消失したものといえる．

　1期の終わりから2期にかけて，作業療法室ではいろいろなことを自分でするようになったが，病棟では依然として日常生活に介助や代理が必要であった．これに関しては，疾病利得の意識化の時期には早すぎると判断し，今しばらく身のまわりの介助を続けることをカンファレンスで依頼した．早すぎる意識化を避け，二次的疾病利得を否定せずに受け入れたことで，サインを書いたことをきっかけに自分の症状の原因に気づいて話しはじめたように，自然な意識化に有効であったと考える．このように場の違いにより行為に差がある場合，部署や人によって異なる対処をすると，症状の逆戻りや遷延化を招くことがある．

　M子は大きな山を一つ越えたが，身体化の過程の背景には彼女の基本的な人格の未熟さ

表 5-7　モノや作業活動の治療的機能

「ひと」が作業をする		
・意志がはたらく	―能動性→能動，中枢神経系の使用	
・からだを使う	―身体性→心身諸機能の賦活，快の情動，感覚入力，リズム，身体エネルギーの使用	
・素材，道具をもちいる	―操作性→自己能力の現実検討，有能感の現実的実現	
・目的を果たす，導かれる	―目的性→注意力，集中力，能動	
・我を忘れる	―没我性→楽しみや苦しみすべてを超え癒す力	
作業・作業活動やその結果		
・価値，意味をともなう	―意味性→モチベーション，意欲，自己愛の充足	
・過程，結果があきらか	―具体性→現実検討，表現	
・気持ちがあらわれる	―投影性→非言語的メッセージ，理解，共感，カタルシス	
	自己洞察	
「ひと」と「ひと」が作業をする		
・体験をともにする	―共有性→二者関係，集団内相互作用，コミュニケーション	

が関係している．この人格発達上の未熟さは，M 子に対する母親のかかわりにみられるように，小林ら（1997）がいう母子拘束の強い母子関係と複雑に錯綜し合っている．長期休学，留年を避けるため，身体化症状が消失した時点で退院したが，M 子は今後，両親とくに母親との葛藤を乗り越え，自分自身が成熟するという本来の課題と対峙することになるだろう．

・モノや作業活動の役割

　身体化症状が消失する過程でモノや作業活動が果たした役割について，人がモノを操作し作業をすることに含まれる「能動性，身体性，操作性，目的性，没我性」といった特性，モノや作業，作業活動やその結果に含まれる「意味性，具体性，投影性」といった特性，人と人が共に作業をするといった共有性などの特性（山根，1999）（**表 5-7**）を視点に考えてみる．

　作業療法においては，何を誰がどのような関係において勧めるか，その結果を誰がどのように認め受け入れるかによって，その作業のもつ個人的意味が変わり，意欲やモチベーション，効果に影響する．最初に取り組んだ革細工は，M 子の主訴を受け入れた主治医が勧めたもので，それに応じた M 子を作業療法士や Ns が手助けした（共有性）．そして，自分が作った作品が周りの人にほめられたり，自分の思いが作品になったり，作ったモノが人にもらわれるといったことで，新たな人とのかかわりが生まれた（意味性，投影性，共有性）．

　革細工を通した作業療法士のアプローチは，主訴を受け入れ手指の訓練をするという運動療法としての要素（身体性）と，作業療法士が道具になったり作業を教える（共有性）ことで，M 子の依存欲求を満たし治療的関係を作っていくという心理療法としての要素の両要素を含んでいる．宿題という形で Ns が共におこなった作業活動，さらには身のまわりの代理行為としての活動も，作業療法士のかかわりとともに，M 子を受容し，身体化という防衛により身を守るしかなかった脆弱な自我を保護する役割を果たしたといえよう．

　また作業療法におけるモノや作業活動は，イメージの世界と現実世界を結ぶ移行対象・移行現象（井上，1985；牛島，1982）としての機能を果たす（ウィニコット，1979）．届かない「こころの声」を身体化という防衛により一次的疾病利得を得，さらに退行し全介

助状態になることで二次的疾病利得を得た M 子は，現実生活のすべてを人に任せ，自分はトトロの世界に住んでいたのかもしれない．それは適応的退行とは言い難い，現実離れした生活である．そのトトロの世界の住人（ネコバス）が実際に作品となった（具体性，投影性）．自分のイメージの世界がコインケースやペンケースとして形になる具体的な作業に，夢中になって取り組む（没我性）うちに，作品を作るという目的的な行為（目的性）に向けて，あまり意識することなく工具を使い（操作性），気がつけば手を使い歩いていた（身体性）．この意識より先に身体が動き，その動きを意識が追認することで意識される，この身体と認知の関係こそが作業を手段とするかかわりの何にも勝る力の一つである．そして興味をもった作業に夢中になって取り組む（没我性）ということが，身体症状から注意を転換し，抑圧された攻撃衝動を身体エネルギーに変えて発散し，M 子を現実の世界へと引き戻したものと考えられる．

　このような具体的な作業のもつ意味や作業活動に含まれる心身両面の相乗的な作用，作業を介することで不用意に侵襲しない心理的距離が保たれたかかわり（山根，1997b），モノを介したコミュニケーション（山根，1998）が，支持的精神療法として機能した．身体化症状をもつ転換ヒステリーにおける主訴としての「からだの声」へのかかわりから洞察へと歩む治療のプロセスにおいて，作業療法のモノや作業活動を介した直接病理に働きかけないかかわりは，思春期から青年期にかけた自我の未成熟な対象者に対して，「ほどよいかかわり」として心身両面のカタルシスを生み，無理のない気づきにより，自我を脅かすことなく，抑圧されたさまざまな思いの意識化を助けたものといえよう．

5・5 ｜ 作業療法の技術

　ここでは，作業を療法の手段としてもちいるコツやそのコツの一つとして誘発言語をもちいた技法『冠難辛句』について紹介する．

5・5・1　『臨床作業療法―作業を療法としてもちいるコツ』

　『臨床作業療法―作業を療法としてもちいるコツ』（山根，2013）は，金剛出版から作業療法士ではない，作業療法について詳しいことを知らない人が読んで作業療法が分かる本をと依頼されて書いた本である．

　第一章の「身体そして作業」に始まり，「作業をもちいる療法の基本」「作業を使う」「作業療法の臨床」「作業療法臨床のコツ」といった作業と身体との関係や作業を療法としてもちいる対象やもちいるときのコツなど基本的なことを書いたものである．

5・5・2　冠難辛句

　冠句は，松尾芭蕉（1644～1694）とほぼ同時代の元禄年間に，京の都の住人堀内雲鼓（京都市下京区の上徳寺に句碑がある）によって始められた．俳句や川柳などの五・七・五の上の五文字を出題し，付句十二文字を募るもので，江戸時代に大流行した最短詩文芸である．明治の初め頃には一時衰微したが，昭和初期に，太田久佐太郎によって，雑俳と扱われていたものから今の正風冠句が誕生した．堀内雲鼓にしてもそうだが，ペンネームというか，俳号も声に出して読み上げにくいユニークなもので，冠句がどのような形で楽し

まれていたかがうかがい知れる.

　冠句は，冠題（最初の五文字）が決まっていて，中七・下五の付句十二文字をつけて完成させるが，冠題と付句の間に「間」を開けることが特徴で，俳句にみられる季語などのようにいろいろな約束事がなく，話し言葉で自由に思いを表現できる，生活から生まれた短詩文芸にあたる.

　冠難辛句は，この冠句を元に，「元気を出して，艱難辛苦乗り越えて，病気も生きよう」と私が作業療法のプログラムとして始めたもので，冠句と艱難辛苦をかけた新技法の呼称（私の造語）です．冠句よりさらに自由に，とらわれることなく，心の煙突掃除ができるようにと，字余り字足らずをおおらかに受け入れた自由短詩である.

　長い入院生活や療養生活の支援のなかで語られた，病いを生きる人たちの言葉は，ほろ苦く，しかし，弱さの力のような，柔らかなしたたかさがある．ときには，治療・援助者として寄り添う者の「心の臓（しんのぞう）」に，グサリとくるような，鋭くも小気味よい言刃（ことば）もあり，直接自分の気持ちを伝えるには重すぎることやうまく伝えきれないことが，冠難辛句の力を借りて，一片の言の葉（刃）でサラリ，キラリと‥.

　冠難辛句　サラリとこころの煙突掃除
　冠難辛句　小指でとばす悩みの種
　冠難辛句　十七文字に救われる

5・6 ことばのこぼれ

　ここでは，日々の臨床で，作業療法とは何か，自分が体験した確からしさを，どのように伝えればよいかと思い悩んでいると，何かの折にああそうだと，「ことば」が湧いてくることがある．そうした論文やテキストでは表現できない「ことばこぼれ」のようなものを集めたものを紹介したのが『作業療法の詩』（山根，2007）と『作業療法の詩・ふたたび』（山根，2008）である.

5・6・1　作業療法の詩

　1960年代の終わり，自分の生き方は自分で決める自由を求めて，施設を出た重度の脳性マヒの人たちがいた．その人たちの生活を支援しながら，病いや障害があっても町でくらす活動（「土の会」）を始めた．「ひとは土から生まれ，土に還る」，すべてを受け入れ消化し，新しい芽ぶきを助け，育んでいく「土」のような集まりでありたいという思いから名付けられた会である.

　工学部を卒業後，船の設計の傍ら「土の会」活動を続けながら，それを自分の生きる主軸にしようと思うようになった．ボランティアのままではなく，何か専門の知識と技術を手にしなければと，出会ったのが作業療法だった.

　しかし，そのとき初めて耳にした作業療法がどのようなことをするのか分からなかった．作業の場面を見たこともないし，作業療法士にも出会ったことがなかった．それでも何かこれまでの近代医学とは違う，ひとにとって大切なものが背景にあるような気がして，この道を選ぶことに決めた.

1）作業とは，ひとが作業するとは何か？

養成校に入学し，その頃まだ日本では資格制度がなく，アメリカで資格を取得した新進のリハビリテーション医から，第三の医学という高い理念をあたえられ，作業療法について学び始めた．

その学び始めたときから，いつも自分に問いかけてきたことがある．それは，ひとにとって作業とは，ひとが作業するとは何か，作業するために精神や身体のどのような機能が必要なのか，作業することが作業する人の精神や身体にどのような影響を及ぼすのか，作業をもちいて働きかけるとは，その効果はという，つきることのない問いかけであった．加えて，作業療法の科学性が問われるなかで，ひとと作業の関係を，だれにも分かる「ことば」にしたいという思いがあった．

そして，卒業後，作業療法士の資格を取得し，ひとが病むこと，病いや障害をともに引き受けて生きること，その「喪の過程」を学ぼうという高邁なおもいを抱いて，精神系総合病院に就職を決めた．

2）作業療法と身体を巡って

私たち一人ひとりは，ただ一つの身体をもって生まれ，自分の思いを伝え，実現できるのも，その身体を通して成り立っている．私が存在するということは，私という身体を生きているということにほかならない．

予期せぬ病いや障害による自分と身体の関係性の喪失は，生活や社会とのかかわりを奪う．作業療法は，その失い，奪われた身体，生活や社会とのかかわりを取り戻し，生活をふたたび建てなおすために，日々のいとなみに必要な「活動の再体験」の場と，病いを忘れ，ひとときの安らぎをもたらす「良質な休息」の場を提供する．

ひとは，この作業療法が提供する活動と休息の場で，主体的に作業に取り組むことを通して，身体が「わが（思う）まま」に動いてくれるかどうかを確かめる．そして「ともにある身体」として確かめられ，リアルな存在，意味ある「からだ」として取り戻した身体を基盤に，生活の回復，再建がなされる．

予期せぬ病いや障害に起因する生活の障害とは何か，失われた生活の再建はどのようになされるのか，その源流をたどる歩みは，作業から身体に至り，そして身体からふたたびひとと作業の関係に巡り戻ってきた．

作業から身体，身体から作業へ，失い，奪われた身体，生活や社会とのかかわりを取り戻すプロセスは，作業を介した自己と身体，身体を介した自己と生活とのコミュニケーションプロセスと言ってもよい．

特別な場や手法をもちいない，作業という平凡で豊かな日常性が，人間の自然な治癒力を引き出し，病いを「治す」ということから「治る」，さらには「病いを生きる」という視点を照らしだす．

3）いつしか作業療法が趣味に

十分なテキストもなく，先達も少なく，それぞれが開拓者のように道を開くのに精一杯の時代に歩き始めた作業療法の道であった．先達の労苦もまだ報われる形にはなってはおらず，漠然としたかすかな期待だけがあった．

輸入された知識と技術，関連する学会で報告された臨床技法，それらを可能な限り，追試し，自分で確かめた．ときに患者さんたちに，「このような方法があると聞いたが，本当

に効き目があるかどうか確かめてみたい」とお願いして試みたものも数知れない．平凡で豊かな作業療法に魅せられた試行錯誤の道を歩くなかで，いつしか作業療法が趣味になっていた．

　その臨床の日々，作業療法とは何か，自分が体験した「確からしさ」を，どのように伝えればよいか，確認すればよいかを考えるなかで，作業する「からだ」から，専門の用語や意味記号としての言葉をもちいない「ことば」がこぼれ出るようになった．

5・6・2　作業療法の詩・ふたたび

　臨床の日々，作業をもちいる療法とは何か，自分が体験した「確からしさ」をどのように伝えればよいか，どのように確かめればよいかを試みてきた．しかし，論理的に表そうとすればするほど，言葉数が増える．そのあがきのような言語化の試みのなか，作業する「からだ」から，専門の言葉をもちいない「ことば」がこぼれ出た．そのこぼれ出た「ことば」を集めたものが『作業療法の詩』になった．

　この『作業療法の詩』が区切りになって，行きつ戻りつ遅々としていた作業をもちいる療法の「治療機序」と「治療関係の構築」の言語化に弾みがついた．論理的に表しきれない思いが「ことば」のこぼれとして括られたことによるものだろう．「治療機序」と「治療関係の構築」は，作業をもちいる療法の輪郭となる最後の課題であった．この異なる大きな二つの課題は，『治療・援助における二つのコミュニケーション』という，コミュニケーションが鍵になる「ことば」となって結びついた．「治療機序」が「自己と身体・生活とのコミュニケーション」，と「治療関係の構築」は「治療と援助者・対象者のコミュニケーション」という，異なる二つのコミュニケーションが一対の形になって結びついたのである．

　この課題の最後の言語化により，まだ，ことばとして生まれていなかったいくつもの思いが，ふたたび姿を現し始めた．新たな「ことば」のこぼれである．還暦という本卦還りを前にした2008（平成20）年11月に，ふたたび，新たな「ことば」のこぼれを掃き集めたものが，『作業療法の詩・ふたたび』として生まれた．

参考文献

・浅井昌弘，保崎秀夫（1976）．最近の健忘症状群の研究．精神医学 18：4-24.
・浅野弘毅（1993）．わが国における「社会復帰」論争批判③生活療法の全盛．精神医療 4（3）：95-101.
・American Psychiatric Association（1994）. Diagnostic and Statistical Manual of Mental Disorders, Fourth Edition（DSM-IV）. American Psychiatric Association, Washington.
・Fidler GS, Fidler JW（1963）. Occupational Therapy, a communication process in psychiatry. The Macmillan Conpany, New York.
・早坂　啓，他（1973）．農作業．精神科作業療法の理論と実際—現状と反省（井上正吾編）．医学書院．pp231-238.
・市川忠彦，倉持　弘，関　忠盛（1982）．ほぼ3年間にわたる全生活史健忘の1症例．臨床精神医学 11：507-515.
・今村仁司（1981）．労働のオントロギー．勁草書房．
・井上洋一（1985）．青年期分裂病の寛解過程にみられた退行現象について．精神医学 27：279-286.
・梶谷哲男（1987）．自殺の精神病理．精神科 MOOK No.16，金原出版．pp11-19
・梶原香里，山根　寛（1999）．自由参加の作業療法の治療的効果．作業療法 18：212-217.
・菅　修（1975）．作業療法の奏効機転．精神経誌 77：770-772.

・金子嗣郎（1982）．松沢病院外史．日本評論社.

・柏瀬宏隆（1985）．身体化．増補版精神医学事典（加藤正明，他編）．弘文堂．p405.

・加藤普佐次郎（1991）．精神病院に対する作業療法ならびに開放治療の精神病院におけるこれが実施の意義及び方法．新作業療法の源流（秋本波留夫，冨岡詔子編著）．三輪書店．pp171-206.

・菊池恵美子，他（1976）．園芸．リハビリテーション医学全書9　作業療法総論（田村春雄，鈴木明子編）．医歯薬出版．pp268-272.

・木村浩子（1967）．わが羊生記．土の会.

・久保田競（1983）．脳力を手で伸ばす．紀伊國屋書店.

・蔵田　潔，丹治　順（1989）．随意運動の発現と運動企画．感覚統合研究第6集（日本感覚統合障害研究会編）．協同医書出版社．pp91-107.

・小林正利，他（1985）．園芸．作業・その治療的応用（日本作業療法士協会編著）．協同医書出版社．pp168-172.

・小林隆児，井上登生（1997）．前思春期の身体化障害の一例．身体化障害（成田義弘，若林愼一朗編）．岩崎学術出版社．pp27-45.

・小林清男（1970）．園芸・農耕・畜産．精神科作業療法（小林八郎，他編）．医学書院．pp146-152.

・松井紀和（1972）．精神療法的接近について．精神医学14：35-41.

・松井紀和（1980）．音楽療法の手引き．牧野出版.

・松木邦裕，西園昌久，福井　敏，他（1981）．全生活史健忘の臨床と精神力学的考察．精神医学23：1233-1240.

・松本雅彦，毛利充宏（1989）．分裂病の自殺について．分裂病の精神病理と治療2（湯浅修一編）．星和書店．pp39-68.

・中村雄二郎（1992）．臨床の知とは何か．岩波新書.

・日本作業療法士協会（1990）．作業療法学全書第2巻　基礎作業学．協同医書出版社.

・大塚能理子（1994）．アメリカにおける園芸療法．日本作業療法士協会ニュース157：3.

・角田忠信（1989）．聴覚情報処理と感覚の統合．感覚統合研究第6集（日本感覚統合障害研究会編）．協同医書出版社．pp79-89.

・高橋祥友，保崎秀夫（1989）．全生活史健忘の臨床的研究．精神経誌91：260-293.

・竹田青嗣（1993）．はじめての現象学．海鳥社.

・冨岡詔子，吉岡真理子，一条秀正，他（1988）．分裂病患者にみられた自殺企図後の車いす生活への適応過程―身体障害の受容の側面から―．作業療法7：243-244.

・牛島定信（1982）．過渡対象をめぐって．精神分析研究26：1-19.

・渡辺雅子，渡辺裕貴，鮫島和子，他（1987）．心因性全生活史健忘の4症例．精神医学29：985-991.

・山上　皓（1987）．精神分裂病者の自殺．精神科MOOK No.16，金原出版．pp118-129.

・山根　寛（1990）．発散的な意識化を促す描画の利用．作業療法9：124-130.

・山根　寛（1992）．作業療法における物の利用―術後歩行困難となった接枝分裂病患者―．作業療法11：274-281.

・山根　寛（1995）．作業療法と園芸―現象学的作業分析―．作業療法14：17-23.

・山根　寛（1997a）．「ふれない」ことの治療的意味―汚言に葛藤する患者の対処行動と自己治癒過程より―．作業療法16：360-367.

・山根　寛（1997b）．作業療法とは何か．精神障害と作業療法．三輪書店．pp33-50.

・山根　寛（1998）．作業療法における「伝わり」．作業療法17：477-484.

・山根　寛（1999a）．パラレルな場（トポス）の利用．作業療法18：118-125.

・山根　寛（1999b）．道具としての作業・作業活動．ひとと作業・作業活動．三輪書店．pp47-68.

・山根　寛（2007）．作業療法の詩．青海社.

・山根　寛（2008）．作業療法の詩・ふたたび．青海社.

・山根　寛（2013）．臨床作業療法―作業を療法としてもちいるコツ．金剛出版.

・山根　寛（2020）．作業療法臨床の知．三輪書店.

・山根　寛，木村浩子（2009）．土の宿から「まなびやー」の風がふく．青海社.

・D.W.ウィニコット著，橋本雅雄訳（1979）．遊ぶことと現実．岩崎学術出版社.

5

作業療法臨床の言語化

6

作業療法の哲学
を求めて

　作業療法の源流（ルーツ）は，古代エジプトやギリシャの時代に遡ることができるが，作業を医学において心身の健康の維持や回復にもちいるようになったのは 18 世紀の終わりから 19 世紀にかけてとされる．それは，精神を病む者に対する人道的な視点から人道療法もしくは道徳療法（Moral Treatment）として始められ，産業革命で過重な労働や環境の悪化により蔓延した結核の療養でおこなわれ，そして相次いだ戦争，特に第二次大戦の負傷者の社会復帰に向けて，整形外科的，神経内科的障害に対して作業療法が適用されるようになった．

　米国において力動的な視点から精神的障害に対する作業療法が盛んになり，アドルフ・マイヤー（1866-1950）がジョンズ・ポプキンス大学の精神科クリニックに作業療法部門を開設し，作業療法の職業団体を創ることが進められ，1917（大正 6）年に米国作業療法協会（National Society for the Promotion of Occupational Therapy）が結成され，作業療法士養成校が相次いで開設された．英国でも 1936（昭和 11）年に作業療法士協会が設立された．

　そして，リハビリテーションの世界的な普及にともなって，1952（昭和 27）年に英国で世界作業療法士連盟の準備委員会が開催され，1954（昭和 29）年スコットランドのエディンバラで第 1 回世界作業療法士連盟（World Federation of Occupational Therapy：WFOT）[註1]の大会がおこなわれ，身体障害者や精神障害者の福祉に寄与する専門技術の向上を目的とする国際団体 WFOT が誕生した．

　この WFOT が 4 年ごとに開催する学術大会は 1954（昭和 29）年に第 1 回が開催され，2008（平成 20）年スロベニアで開催された第 28 回 WFOT 代表者会議[註2]で 2014（平成 26）年の第 16 回大会[註3]を日本で開催することが決定された．それはアジアで初めての開催であり，日本作業療法士協会は実行委員会を設置し，当時協会の国際担当副会長であった私を実行委員長に任命し，開催準備を始めた．

　英語が苦手な日常海外の情報に触れることが少ない日本の作業療法士やリハビリテーション関連職種が海外の作業療法士との交流の場を作るために基調講演やシンポジウムなど主なプログラムと口述発表には同時通訳を設けた．この世界大会において，各国の作業療法士から，日本人の発表には作業療法の基盤となる哲学的なものがほとんど見当たらないと言われたことがきっかけとなって，作業療法を学び始めたときから自分の課題であった作業とは何か，作業にはどのような身体機能や精神機能が必要なのか，作業はひとの身体や精神にどのような影響を及ぼすのか，その効用はと考え続けてきた私は，自分自身が作業を通して体感した作業療法の「確からしさ」をことばにしてみようという思いに駆られ，それが形になったものが『作業療法臨床の知』である．

6・1　作業療法臨床の知

　作業療法は日々の生活を構成する作業（目的と意味のある生活行為）をかかわりの手だてとし，対象者とその人自身のデマンド，治療的ニーズにそっておこなう共同作業である．その共同作業を成り立たせているのは「作業」とセラピストが対象者にかける「言葉（verbal communication）」と「まなざし（non verbal communication」である．対象者が自身の身体で実際に体感している「作業」に対して，「言葉（verbal communication）」で触れ，

「まなざし（non verbal communication」で触れ，ときに不安への理解や支えの意味を含んで手で触れ，「作業」が対象者にとって適切な経験になっているかどうか確かめる．

近代医学が置き去りにした対象の主観，生命の直感を視野に入れた，人間の健康と生活そのものが作業療法の対象である．対象者の思い（デマンド）と治療的ニーズを理解し，広く人間の健康や生活をとらえるには，仮説，演繹的推理，実験，検証に加え，直感・経験・類推の積みかさね，経験の構造化といった，質的研究，現象学的研究などの，心理学や社会学，哲学でもちいられる研究手法をも駆使する新たな視点が必要である．

作業療法の臨床から学んだ「確からしさ」から，作業療法の哲学が生まれる．その作業療法の哲学を求める一連の作業の括りとして，『作業療法臨床の知』をまとめた．ここでは作業療法の哲学の基盤となる中動態や動的平衡，参禅経験と近代哲学を基礎に，仏教思想，西洋哲学の融合によって生まれた西田哲学，そして作業療法の臨床から生まれた作業療法哲学の基本的な概念を提唱する作業療法臨床モデルについて紹介する．

6・1・1 中動態と動的平衡

作業療法は，主観としては明らかにそのクオリアの違いをとらえていながら，客観的にその違いを「ことば」で表現することが難しい主観的体験のエビデンスを問われる学際的な科学分野である．そうした意味で作業療法は，自然科学をも包括し，超えることで生まれる総合科学と言えよう（山根，2015）．

その作業療法の臨床で得た確からしさ，自身の体験を通して感知した「作業療法臨床の知」を人に伝える言語化の試みは，本当にこれでいいのか，生きるために必要な，適応的な動作・行為をするために，「する／しない」の判断をしなければならないが，どちらとも決めかねるあいまいな状態に，思考のすべてをゆだねる日々の連続であった．そのとき，能動態でも受動態でもない「中動態」（國分，2017）という概念を知り，眼前の霧が晴れるようにスッと視界が晴れた．この中動態の状態においてこそ，いや正確には，脳が中動態という状態にあるからこそ，ひとは思慮深い思考と判断，決定ができるのである．

1）中動態（middle）とは

私たちは，「する／される」という能動と受動の世界を生きてる．しかし，古代には，能動態でも受動態でもない「中動態」という態が，能動態と対立していたと言う．エミール・バンヴェニストが，「主語（主体）はその過程の行為者であって，同時にその中心である．主語は，主語のなかで成し遂げられる何ごとかを成し遂げる（生まれる，眠る，寝ている，想像する，成長する，など）．そしてその主語は，まさしく自らがその動作の主体である過程の内部にいる．ここから，中動態だけのものに掲げられている動詞，生まれる，死ぬ，続いてくる，わが物とする，寝ている，座っているなどを見てみれば，その内容の中動態的な性格がかなりよく分かるはずである」と言っているように，能動態と受動態の対立は「する／される」の対立で，意志の概念を強く想起させるものであった．

このように，能動態と中動態の対立は，「する／される」の対立とは異なった位相にあり，主語が過程の外にあるか内にあるかが問われて，意志は問題とならない．能動態と中動態を対立させる言語では，意志が前景化しない．言語は思考ではなく，思考の可能性を規定するもので，社会や歴史という場において展開される．

西洋哲学は，中動態の抑圧のもとに成立している．西洋哲学に縛られて二元論的に生きている私たちが，その縛りから抜け出すことはそう簡単ではないが，生きていること自体が，中動態のなかにある．それに従うことが自由に近づいていくことである．

2）作業療法と中動態

医療やリハビリテーションの世界は，ヒエラルヒーがはたらき，患者は，どうするか迷いながら，気持ちとは反対のことを言ってしまいやすい．臨床で日常的に見られる「仕方なしに……」「……するより他ない」という，医療者が強制したわけでも，患者が自発的に決めたわけでもないが，こうしたことが見受けられる．この能動と中動のパースペクティブにみられる，「本当は……」という本音，この本音をとらえることが医療者にとっては臨床判断の多様性を可能にし，患者にとっても選択の幅を広げる．処方された薬を飲んだ方がいいのか，飲まなかったらどうなるのか，早く退院するためには作業療法に行く方がいいのか，興味のない作業をしたくないと患者が作業療法士に言ったらどうなるのだろうか，医療というヒエラルヒーが顔を出さなければ，そうした決めかねている状態を，迷いながらしっかり考えるきっかけがもたらされるのではないだろうか．「する／しない」を決めかねている状態は，患者にとってだけでなく医療スタッフにとっても大切なことと言えよう．この中動態という状態で考えることが，インフォームドコンセントの本来のあり方やオープンダイアログについて，私たちに考えさせるきっかけになる．

対象者の思い（デマンド）と治療的ニーズ，それをしっかり理解することで本当の治療や援助が始まる．治療や援助にあたる者は，対象者や家族など共に過ごす人たちの思いを知って，初めて本当に必要な治療や援助の関係が生まれる．必要な治療や援助，寄りそいができる．そのためには双方が共に遠慮することなく，しっかり言葉で思うことを伝えるコミュニケーションが必要である．

このように中動態は作業療法にとって重要な基盤となる概念の一つである．

6・1・2　京都学派で学ぶ─西田哲学と木村の臨床を通して

西田幾多郎（1870-1945）の哲学体系は西田哲学と呼ばれ，参禅経験と近代哲学を基礎に，仏教思想，西洋哲学の融合によって生まれた．禅仏教の「無の境地」を哲学論理化した純粋経験論に基づく純粋経験を自覚することで自己発展していく自覚論，意識の存在の場としての場の論理論，そして場が宗教的・道徳的に統合される絶対矛盾的自己同一論へと展開した．

西田の思考方法は，先人らの思考法から独自の思想を展開しているため，独創的で難解で，禅の実践から生みだされた学風は，いわゆる文献学者や哲学学者への痛烈なアンチテーゼを含んでいたため，宗教的で，実践的でないという批判も受けた．

1）西田哲学と動的平衡

B. C. 5〜6 世紀に，古代ギリシャで唱えられたピュシスでは，人間には本当の自然の姿は理解できないと考えられ，ソクラテスの弁証法（問答法）として，西洋哲学の原型となった．

個は，世界に1つしかなくそれぞれ異なっている．その異なっているものを明らかにし

ようと思うと,「他者と自分」という問題につき当たり,違っているものがどうして1つに分かりあえるのか,という矛盾が生じる.矛盾律の下で矛盾するものはすべて避けてきた西洋哲学には,「絶対矛盾的自己同一」という考え方はない.

そこに,西田は「絶対矛盾」であれば「自己同一」であるということを発見した.西洋哲学が2000年以上の歴史のなかで解けなかった問題,心身関係論を,存在と実在の違いについて考えることで西田は解いた.

人類が誕生したときから,生命とは何か,生物と非生物を分けているものは何かという問題があった.福岡伸一は,動的平衡(dynamic equilibrium)という概念を提唱し,「生命とは動的平衡にある流れである」と定義した(『生物と無生物のあいだ』講談社現代新書,2007).この福岡の提唱する動的平衡という概念に,西洋哲学の問題を解いた西田の「絶対矛盾的自己同一」を理解する鍵が含まれている.

2) 動的平衡とは

私は昨日と同じ私だが,ルドルフ・シェーンハイマーが「生命とは代謝の持続的変化であり,この変化こそが生命の真の姿である」と言っているように,私のなかでは恐ろしいスピードで私を構成する物質が入れ替わっていて,私という秩序(生命体)を維持するためには,絶え間なく破壊が必要で,その破壊がおこなわれなくなったとき,私は死を迎える.

宇宙普遍の法則は熱力学第二法則,すなわちエントロピー増大則で,これは生体分子にも作用する.秩序ある高分子は酸化などの作用で変性・分解され,ランダムな状態になっていく.絶えず増大するエントロピーを系から切り捨てて体外に捨てる,身体の耐久性を増強するのでなく,常に流れを維持することが,熱力学第二法則に対抗できる唯一の手段である.これが生命の本質とは「緩衝能が動的平衡を維持しているシステム」,「生命とは動的平衡にある流れである」という「動的平衡(dynamic equilibrium)」という概念である.

3) 西田哲学と作業療法原理

生活に必要な大半の作業は,自分の身体を常に意識して確認しなくても遂行できる.それは,そのときしている作業にともなう感覚情報によって再修正された身体図式(body schema)が尺度となって,新たな身体像(body image)が適切に立ち上がるからである.

失われた自己と身体との関係性を取り戻し,身体を介した自分以外のモノ,自然,人,コト,時間,生活や社会との関係性を回復する.作業にともなう実感としての具体的な感覚情報によって再修正された身体図式を尺度とするという視点で,西田哲学は作業療法原理と深く関連していると言えよう.

6・1・3 YMCOT—作業療法臨床山根モデル

作業療法は,人間の心身の機能・身体構造,疾患の病理との障害の関連などに関する医学的評価機能を基盤として,生活の仕方の工夫,適応的な生活技能の習得,環境調整などにより,病気の再燃・再発を防ぎ,その人なりの生活の再構築・支援,社会参加の手助けをする治療技法である.具体的な作業を手段とし,作業を共におこなう人との交わりや場

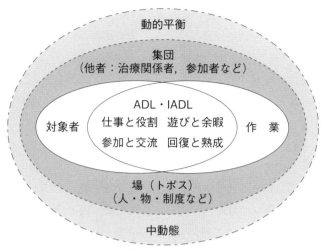

図 6-1　臨床作業療法山根モデル 1
（YMCOT：YAMANE Model of Clinical Occupational Therapy 1）
（山根　寛：ひとと作業・作業活動　新版. 三輪書店, 2015, p16 の
図 1-2-1 より一部改変して引用）

を活かして，対象者の健康な機能に働きかけ，対象者自身の意志による主体的な体験を通して，心身の機能の障害を軽減し，生活に必要な技能の習得を支援し，よりよい，意味のある作業体験の場を提供する．

　その作業療法の対象は，近代医学が置き去りにした対象の主観，生命の直感を視野に入れた，人間の健康と生活そのものである．対象者の思いと治療的ニーズを理解し，人間の健康や生活をとらえるには，仮説，演繹的推理，実験，検証に加え，直感・経験・類推の積みかさね，経験の構造化といった，質的研究，現象学的研究などの，心理学や社会学，哲学でもちいられる研究手法をも駆使する新たな視点が必要である．

　山根モデルはそうした概念を基本として提唱したもので，「臨床作業療法山根モデル 1」と「臨床作業療法山根モデル 2」の 2 つのモデルとそれらを理解するための 9 個のイメージ図で視覚的に示した．

1）YMCOT：YAMANE Model of Clinical Occupational Therapy 1 （図 6-1）

　YMCOT の**図 6-1** は，Clinical Occupational Therapy YAMANE Model のもっとも中核となるもので，作業療法の対象者（通常患者）が作業をするときにおこなう作業項目（ADL・IADL，仕事と役割，遊びと余暇，参加と交流，回復と熟成）（山根，2015）を中心に，作業療法がおこなわれる「場（トポス）」とその場を共にする「集団」の治療関係者や参加者などの他者で成り立ち，そしてそれらは「変わらないために，変わり続ける」動的平衡，すなわち中動態という状態にあるという概念をイメージで表したものである．

　ひとの生活は，「いきる・くらす」という「生活の維持」に関するもの，「はたらく・はたす」という「仕事と役割」に関するもの，「あそぶ・たのしむ」という「遊びと余暇」に関するものなど，さまざまな生活行為によって構成されている．

　また，「参加と交流」に関する「まじわる・ひろがる」という活動や，生活にともなう疲

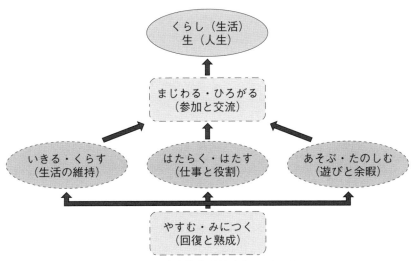

図 6-2　臨床作業療法山根モデル 2
（YMCOT：YAMANE Model of Clinical Occupational Therapy 2）
（山根　寛：ひとと作業・作業活動　新版. 三輪書店，2015，p17 の図 1-3-1 より引用）

れを癒し，新たないとなみに向けて活力を補う「回復」，知識や体験，食べ物であれ，心身に取り入れたものを消化，吸収，熟成し，身につける，身のうちに収める「熟成」，といった「回復と熟成」に関する「やすらぐ・みにつく」という活動がひとが生きる基盤になる欠くことのできないものなので，作業（生活行為）分類のカテゴリーとして加えた.

　作業療法は，このような作業を治療や援助，生活への寄りそいの手段にもちいる治療の一つである．したがって臨床作業療法はこのイメージが示すような構造を特性としてもっているため，対象者がなぜその作業を選んだのか，その作業をおこなうために必要な機能を対象者がもっているのか，不足しているならどのように補うか，それぞれの作業がその作業をおこなう者の心身にどのような影響を与えるのかといったことを十分考えて実施する必要がある．そのため，その基盤となる考えや作業療法をおこなう姿勢，すなわち作業療法の臨床哲学が必要である.

2）YMCOT：YAMANE Model of Clinical Occupational Therapy 2
（図 6-2）

　YMCOT の**図 6-2** は，「ひとの暮らし（生活）と生活行為」を示すモデル図で，「生活の維持」，「仕事と役割」，「遊びと余暇」，「参加と交流」，「回復と熟成」の関連を表しているイメージ図である.

　モデル図の 6-1 と 6-2 を併せて YMCOT をイメージとして視覚的に理解しやすくする試みをしたものである.

　経典「心地観経」によると，「行」は身体を動かしたり歩いたりすること，「住」は一定の場所にとどまること，「坐」は座ること，「臥」は横になって寝ることを意味し，「行住坐臥」は，仏教の日常の規律を説明するときにもちいられる言葉で，一日中のすべての行動を意味する．仏教ではこれを四威儀（しいぎ）という．日々の暮らしのなかの立ち居振る舞いすべてが禅宗の僧にとっては修行であるということを意味する．作業療法も同様に，特別なことではない日々の生活のなかの行為や動作など，あるがままに自然な状態をもち

いて健康を維持する.

　それは，作業療法の機能美と同様で，作業をもちいて療法をする者もその療法を受ける者も，双方が周りの人の目を気にすることなく，共に目標に向かって取り組む姿は微塵も無駄がなく美しい．ドイツのゾーリンゲンの刃物や日本刀のように，ただ「切る」という機能を突き詰めたものにある機能美の美しさ，それは「用の美」の美しさである．

　作業療法臨床哲学の基板となる哲学があってこそ，美しい作業療法が成される．作業療法は美しくなければならず，美しい作業療法は，臨床の確かな経験から生まれる．

参考文献

・國分功一郎（2017）．中動態の世界．医学書院．
・山根　寛(2015)．ひとと作業．ひとと作業・作業活動—作業の知をとき技を育む　新版．三輪書店．pp11-30.

＊1　WFOT

　WFOT（The World Federation of Occupational Therapists）は，1952（昭和 27）に設立され，世界中の国と地域を代表する作業療法士の協会によって構成される国際組織である．現在，正会員・準会員・賛助会員をあわせ 74 カ国の国と団体が WFOT に加盟している．WFOT は，教育・研究，国際協力，広報・発展，基準・資質の 4 つの分野で構成され，執行部は会長，副会長，財務担当副会長，事務局長，委員会委員長（program coodinator：PCo）からなる．いずれも任期 4 年，再任は 2 年 1 回まで，事務局長は再任回数の制約はない．これまで法人（NGO）としての法的な登録をもたない任意団体であったが，2009（平成 21）年 11 月にスイスで法人登録を完了した．

＊2　WFOT 代表者会議

　WFOT 代表者会議（WFOT council meeting）は，2 年に 1 回，WFOT 加盟国の代表が集まり，WFOT 設立の趣旨に基づいて国際的な作業療法の発展に向けた論議がなされる会議である．議案は，作業療法の普及，啓発，実践や理論，教育など作業療法の質の維持・向上，国際学会の企画や出版物，対外的な情報の提供などの多岐にわたり，5 日間の日程でおこなわれる．2014（平成 26）年の代表者会議は，第 16 回 WFOT 大会に先立ち千葉で開催された．

＊3　WFOT 大会

　WFOT 大会（WFOT Congress）は 4 年に 1 度開催される国際的な作業療法の学術大会．

7

白秋の時代

京都大学は65歳になったときの年度末が退官だった．教員退官者は，退官後私立大学などで教員生活を続ける方が多いようであるが，私はせっかく自由の身になった人生の括りの時間を，身を縛られずに，それまでできなかったことをゆっくりして過ごすことにした．

7・1 自由な日々

履歴一覧（**表7-1**）にあるように，1972（昭和47）年3月に広島大学船舶工学科を卒業後，船の設計をする傍ら「土の会」運動を続けていたが，第1章にあるように1979（昭和54）年4月作業療法の養成校に入学し，卒後精神系総合病院に就職した．

その後，臨床から教育に移り，2014（平成26）年4月に京都大学の停年退官と同時に自由の身となり，作業療法臨床の言語化の締めくくりと「ひとと作業・生活」研究会の代表として，研究会の運営をしながら人生の残りの日々を過ごしている．

7・1・1 すべての公的な業務をお断りして

退官後，大半の時間が自分の自由になるというこれまでの人生では考えもしなかった時間を過ごすことが可能になった．一番は，私が実行委員長兼大会副会長だったWFOT世界大会の少し前くらいから若年性認知症の疑いがあった妻の介護をしながら臨床のモデル病院を作るという仕事，臨床の言語化の総仕上げをする時間ができたこと，そして，念願の「ひとと作業・生活」研究会の開設ができたことである．

7・1・2 若年性認知症の妻と二人三脚

妻は広島大学教育学部の障害児教育の教員資格を取得し広島，大阪と養護学校で障害児の専門教育にあたり，50代になったとき，子ども，特に障害がある子どもたちの教育には

表7-1　履歴一覧

1972（昭和47）年 3月	広島大学工学部船舶工学科卒業
1979（昭和54）年 4月	国立療養所近畿中央病院附属リハ学院作業療法学科入学
1982（昭和57）年 3月	同校 卒業
1982（昭和57）年 5月	作業療法士免許取得，精神系総合病院入職
1986（昭和61）年10月	神戸大学医療技術短期大学部作業療法学科非常勤講師
1986（昭和61）年10月	京都大学医療技術短期大学部作業療法学科非常勤講師
1989（平成元）年12月	財団法人浅香山病院退職
1989（平成元）年12月	京都大学医療技術短期大学部作業療法学科助教授
1994（平成 6）年 4月	広島大学医学部保健学科非常勤講師（現在に至る）
1996（平成 8）年 4月	京都大学医学部非常勤講師（平成15年9月まで）
1999（平成11）年 5月	関西医科大学大学院精神科神経学専攻専攻生（平成14年4月まで）
2002（平成14）年 3月	関西医科大学（大学院精神科神経学）博士（医学）号取得
2002（平成14）年 4月	京都大学医療技術短期大学部作業療法学科教授（平成18年3月まで）
2003（平成15）年10月	京都大学医学部保健学科作業療法学専攻教授（現在に至る）
2003（平成15）年10月	京都大学医療技術短期大学部 兼担（平成19年3月まで）
2007（平成19）年 4月	京都大学大学院医学研究科教授
2007（平成19）年 4月	京都大学医学部人間健康科学科　兼担
2014（平成26）年 4月	京都大学医学部人間健康科学科退官
2018（平成30）年 5月	「ひとと作業・生活」研究会創設

気力と体力が必要だが，50歳にもなると責任をもって子どもたちを見ることができないので気力，体力ともにある若い後進に道を譲り，自分はその相談支援にあたると教師生活を退いた.

1）妻に若年性認知症の診断

その後は非常勤で産休教員の代理をしたり，ボランティアで朗読や趣味の書道をしたりして生活をしていたが，50代後半WFOT世界大会の少し前くらいから急に認知機能の低下が見られるようになり，若年性認知症の疑いと診断された．大変だったのは，私がWFOT世界大会の間，2週間あまり会場のある横浜のホテルに釘付け状態で仕事にあたらなければならないということだった．妻自身は自分はどこもおかしくないので病人扱いしないで欲しいと服薬は拒否するが，一人で京都の自宅で過ごすことも横浜のホテルで過ごすこともできないため，この間は東京の長男の家に預け，大会期間中に空き時間を見つけて様子を見に行くということで何とか切り抜けた.

2）私，役に立たないので離縁してください

しかし，大会が終わり2年あまり経過した頃から，次第にうつ状態になり気分の変動が激しくなった．自分はなんだか少しおかしい，これまでできていたことができなくなったり，物覚えが悪くなったと訴えるようになった．あるとき，夜中に部屋のなかですすり泣く声がするので誰だろうと声の主を探すと，私の寝ているベッドのそばの床で，妻が床でよつん這いになり，泣いていた．どうしたのと聞くと，「私変になって何もできなくなった．もうあなたのお役に立てないので離縁してください」と泣きじゃくり始めた.

その数日後，作業療法士協会の仕事で一泊の上京から夜京都に帰宅すると，妻の姿がなく「広島の実家に帰ります」と書き置きがあった．その書き置きを読んでいるときに広島の義姉から妹が離縁されたと広島に帰ってきたが，何があったのかと電話があった．これまでのいきさつや事情を説明すると，病院をきちんと受診させて必要なら薬を処方してもらう方がいいと言われた.

3）これまでできていたことができなくなった

広島から帰ってきて，自分から「私，何か変になった」と言い始め，「病気じゃないが姉にも言われたけど薬を飲んでみた方がいいかもしれない」と言うようになった．そうしてアルツハイマー型認知症治療薬のレミニールの服薬が始まった．心配された副作用も特に見られず，服薬を始めてから少しずつ訴えは少なくなり，大きな気分の変動やうつ状態も見られなくなったが，病気の進行は緩やかだが確実に続いている.

7・1・3　認知症は治らないが不幸な認知症にしない

服薬により症状の進行は穏やかになったが，病気は着実に進んでいる．私が専門職として病気の本人やご家族に指導したり説明していたことを，家族の立場で自分がするようになったのである．そして専門職としてしていたことと家族の立場になってすることとはまったく違うということに改めて気がついた.

1）他人の距離ならできるのに

専門職として関わる場合は心の距離が違う．家族として関わると頭では分かっているのに，どうしてこんなことがと情けなくなる．以前はできていたことができなくなるということがどうして？　と思わず感情的になってしまうのだ．さらに，専門職の仕事は時間の枠があるが，家族の介護は 24 時間なのである．家族が自分の時間がもてるようにすることの大切さを身を以て知った．

2）わが家は毎日が宝物探しだね―わが家に七不思議

最近は，やっと妻が置いた物をどこに置いたか忘れて「あれはどこ？」と聞かれても，またかと心のなかでは思っても，「またどこかに行ってしまったの？　わが家は毎日が宝物探しだね」「またそのうちきっと出てくるよ．なくなったと思っていた物がある日突然どこからか出てくる．わが家の七不思議だからね」と笑って言えるようになった．もっとも，ここに至るにはけっこう時間を要した．ただこれまで自分の好きなパンや牛乳などは近所のスーパーに行って買って来れたのが，買いに出かけて道が分からなくなることが多くなって，ご近所の人に連れて帰ってもらうことが増え，半年くらい前からは道が分からないからと外に出なくなった．

3）えっ食べてしまったの？

外に出なくなっても食欲だけは落ちない．家事は私がすべてしなければならないため，時々煮物やカレーライス，おでんなど 2，3 日保存ができるものを作り置きするが，朝ご飯を食べたのも覚えていないようで，朝食後私が洗濯をしている間，わずか 1 時間，目を離した隙に，作りおいたおでん一鍋 8 食分とか，カレーライス 8 食分などをすべて食べてしまっていたということがしょっちゅう起きるようになった．そのため体重が半年で 6，7 kg 増え，糖尿病の治療も必要になり，主治医から介護保険を申請してデイサービスで運動リハをするようにと指導があった．

4）要介護 2

要介護 2 と認定され，ケアマネジャーの指導により，2019（平成 31，令和元）年 4 月から糖尿病の治療を受けている近所のかかりつけ医が開設しているデイサービスに週 2 回運動のために出かけるようになった．併せてまさかのときに，ショートステイを利用するときに戸惑わないようにと，月に 1 度程度のショートステイに練習で通うことも決まった．これまでは，知らない人が部屋に入ってくるのは嫌とヘルパーが自宅に来ることは拒否していたが，デイサービスは説明に来られたケアマネジャーの人を気に入ったようで，デイサービスとお試しのショートステイの利用には同意した．6 年前の WFOT 世界大会のときには長男の家に預けるしかなかったことを思えば，最近はこうした介護保険によるケアが充実してきたので助かる．

認知症の人は，初めての人と何かするとか，急に知らないところに連れて行かれる，預けられるといったことに強い不安があり，混乱する．ケアマネジャーやヘルパーであっても，いつも介護にあたっている者や家族と一緒に，事前に面接などで出会っておくとか，初めての場には見学をするといったことが大切である．

5）要介護 3 でグループホームに入所

　2019 年に要介護 3 と判定され，家族性の糖尿病のためのインシュリン治療が継続的に必要になり，対応できるグループホームに入所することになった．

7・2 | 臨床モデル病院

　研修や講演を頼まれてするが，参加者は話を聞くだけで，資料をもらうだけで安心し，その後も大半の人は資料を見返すなどの振り返りをしない．そうした経験を繰り返すなかで，何かもう少し知識や技術が身につく方法はないかと考え，それまで何度か試みて効果のあった，身体や精神と領域や対象を問わない作業療法としての治療や援助，実習をしながらその場で直接指導するライブスーパービジョン方式をおこなうことで臨床の質を高めようと考えた．

　幸いにも，以前ドーナツ化現象と言って，毎年作業療法士を採用しても採用した人数と同じくらいがバーンアウトなどで辞めていくので何とか定着して仕事をしてくれるようにできないかと相談を受け，原因の確認と改善をした病院から，医学的治療とともに作業療法を含むリハビリテーションを充実したいという相談があり，利害関係のない外部からの非常勤理事という形で勤務することになり，毎月理事会に出席し，作業療法部門だけでなく病院の治療システムやリハビリテーション全体に対して提案や具申ができる立場になった．

　そこで，それまで考えていた臨床モデル病院案を提案し，その病院で試みることになった．主なことは，身体も精神も共に診ることができる体制の整備，臨床実習や研修に来た者を実際にリハビリテーションをおこなっている場に入れ，患者の同意の下にその場でスーパービジョンをおこなうライブスーパービジョンの実施である．

7・2・1　身体も精神も共に診る

　身体障害領域の作業療法士には「私，精神はよく分からない」とか，精神障害領域の作業療法士には「私は身体障害は分からない」という作業療法士がいるが，作業療法士は誰も養成校時代にすべての基本は学んでいるし，一人の対象者は通常身体だけの障害，精神だけの障害がある人というのはいない．身体障害がある人は何らかの精神的な悩みをもっているし，精神的な障害がある人も身体の障害を合併していたり，歳を取れば誰でも身体的な問題を抱えるようになる．特にこれからは地域生活支援が中心になるため，心身両面で対象者を診ることができないとむずかしい．そういう時代的背景も踏まえて，今手がけているモデル病院では身体障害領域の作業療法士は精神障害領域の作業療法士の治療に同行し，精神障害領域の作業療法士には身体障害のリハビリテーション場面に同行させて，互いの治療技術のコツを学ばせている．

　急性期のその専門領域の特殊な技術とか手の外科のリハビリテーション専門の作業療法などを除けば，モデル病院の作業療法士はほとんどが心身両面の問題を診ることができるようになってきた．全国の作業療法士がそうなるべきだと思う．このモデル病院の事例を学会で報告したり，関連の雑誌に投稿したり，事例集を出したりすることで，具体的な方法の普及を図る準備を進めている．

7・2・2　ライブスーパービジョン

　モデル病院に，臨床実習や研修で来た者は，患者の了解を得て，全員実際の作業療法場面に同席させ，作業療法のプログラムを通してその場で指導する．実習や研修が終わったその日に相互にプログラムで気がついたことや疑問に思ったことなどをグループミーティングで振り返るというライブスーパービジョンをおこなう．そうすると，一人では気がつかないことや他者の見方により広い学びができる．

7・3　言語化の締めくくり

　養成校時代から，作業療法の臨床を通して得られた「確からしさ」を誰にでも分かるように，ひとに伝わる言葉にする言語化を試み，『精神障害と作業療法』に始まり，『ひとと作業・作業活動』『ひとと集団・場』『治療・援助における二つのコミュニケーション』（すべて三輪書店刊）と言語化を形にしてきた．

　ここ 2，3 年はその言語化の締めくくりとして，『作業療法臨床の知』で，作業療法の理念や哲学の基盤となる，中動態や動的平衡と作業療法の関連，悲哀の仕事や死の受容と作業療法，西田哲学と京都学派と作業療法メルロ・ポンティと作業療法，当事者研究など関連の言語化を試み，そうした概念の基本を山根モデルとして提唱した．

　そして，このような言語化を試みてきた作業療法士がなぜそのようなことをしたのか，なぜ一作業療法士がそうしたことをするに至ったのかを理解して頂くために，その背景を生活史から「自分史」の形で追ってまとめたのが本書である．

7・4　「ひとと作業・生活」研究会

　退官後に「臨床モデル病院」と並行して試みていたのが「ひとと作業・生活」研究会の創立と運営である．これは学会や講演会のようにみんなが集まる時間と交通宿泊費などの費用の無駄を省くために，情報の交換や通常の相談などはインターネットのホームページを通しておこない，さらに職種や職域を超えて連携を図り，臨床の質を高めるということを効率よくおこなう「ひとと作業・生活」研究会の立ち上げである．

　「ひとと作業・生活」研究会は，1918（平成 30）年 5 月に立ち上げ，2019 年末現在で会員が 400 名を超えている．

7・4・1　ホームページでつながる

　ホームページを使って必要な情報を提供する．メールで相談を受けたら，そのメールを見てから 1，2 週間以内に返事をする．臨床実習に出ている学生から実習先で出された課題に対する相談などは 1 日か 2 日で返事をしないと課題に役立たないので，優先的に回答している．

　このようにホームページでつながることで，時間やお金を無駄にしないで臨床の質を高めることができる．そして年に一度学術集会を開いて直接一緒に考えたり意見交換をする機会を設けている．そういう学術集会を設けることで新しい出会いが広がり，その後の意

見交換などができる.

7・4・2 職種・職域を超えて

　また,「ひとと作業・生活」研究会では, 狭義の作業療法 (occupational therapy) ではなく, 何かすることを手段として治療や援助, リハビリテーションをおこなう者は, 職種・職域を超えて情報交換をしたり連携したりすることができる. もちろん学術集会の参加も職種・職域を超えておこなう.

123

7・4 「ひとと作業・生活」研究会

8

白秋のこぼれ話

自分史は可能な限り事実をそのまま書くことが望ましい．とは言え，私の体験してきたことを年代順に記しても，こぼれてしまうものがけっこうあった．また今だから，この年齢になったから言えることもある．本来なら墓場まで持っていく類いの内容かもしれない．歴史の秘話のようなものもあるが，ここではそうした「こぼれ話」をかき集めてみた．

8・1 ご進講

　2014年にアジアで初めて日本で開催されたWFOT世界大会では，天皇陛下の御希望により，大会の開会式に参列されることが事前に伝えられた．しかし，大会が開催される1週間前までは，公にすることはできなかった．

　さらに，名誉なことであるが大変だったのは，大会1週間前に大会や作業療法に関して天皇・皇后両陛下に説明するご進講の役を仰せつかったことである．

　場所は皇居の一室，両陛下と侍従の人，日本作業療法士協会（以下OT協会）会長と大会実行委員長兼副大会長の私だけで，1時間程度ということであったが，両陛下のご質問が多く，ご進講は1時間半あまりに及んだ．

　お聞きになったことは，

・作業療法が世界で初めて，治療や援助，リハビリテーションに使用された時期
・わが国で作業療法や作業療法の教育が始まった時期とその背景
・理学療法と作業療法の違い
・理学療法と作業療法は同時に始めるのか
・震災などの災害時に作業療法士は何をおこなうのか
・WFOT世界大会の目的
・作業療法士の人が多い国と日本の作業療法士の人数
・作業療法は身体障害だけでなく精神的な問題も対象にすると聞くが教育の年数は十分なのか

など，両陛下ともに驚くほど作業療法やリハビリテーションに関して勉強しておられ，ご質問も多岐にわたり，鋭い指摘もあった．

　最後に，天皇陛下は「これから，作業療法の皆さんの仕事は重要になるので，よろしくお願いします」と言われ，皇后陛下から「私たち二人も歳をとり，これまでできていたことができなくなったり，物忘れをして困るようになりました．国民皆が，歳をとっても自分が生まれ育ったところで最後まで安心して暮らすことができる，そのような国にしたいものです」と言われた．

　平成から令和の世に変わり，象徴として常に国民のことを思い，国の平和を願い，国民に寄りそわれてこられた上皇・上皇后，その国民に寄りそう気持ちを，新天皇・皇后も引き継がれるという．日本人の「思いやり」の心，決して二度と戦争をしないという意志，それらは，日本の世界に誇ることができる文化だと思う．私たちはもっと自信をもちたい．

8・2 作業療法士一人で75人って誰が決めた

　精神科作業療法が点数化された当初，一人の作業療法士が扱える人数は1日75人だっ

た．何を根拠に75人と決まったのだろう．真偽のほどはわからないが，当時作業療法で作成した製品を海外へ輸出していた三重県の高茶屋病院で，特例の作業療法士が10人あまりの作業助手を管理し，助手一人あたり1つの作業種目に10人程度の患者で生活療法時代の仕事療法と称されていた作業をおこなっていた．その特例の作業療法士が作業療法士一人あたり1日100人は管理できると言い，カナダで作業療法の資格を取得して帰国した初代のOT協会会長（鈴木明子氏）は作業療法士1日あたりの取り扱い人数は50人が限度だと言ったという．どちらも同じなのは無資格の作業療法助手をともなうということだった．違うのは高茶屋病院特例の作業療法士は作業助手10名あまりと共にと言い，当時の協会長であった鈴木明子氏は作業助手1名と共にと言ったと言われている．

そして，嘘のような本当の話であるが，折衷案（100＋50）÷2＝75で75人という数が決まったと聞く．そして日本精神科病院協会の作業療法担当理事（当時，富山県の病院の病院長）と金沢大学の作業療法学専攻の教員が，点数改定のわずか1週間前に厚生省（現在の厚労省）に出向き，OT協会も望んでいるのでと，OT協会に相談もなく，作業療法士は無資格の助手をともなわなくてよいということと1日3単位は多いので2単位にと改定を願い出て，国はOT協会が以前より望んでいたことなので改定に同意した．

この改定は，精神科の患者にとっても，作業療法士にとっても，問題の改善になる診療点数の改定のはずであった．もちろん厚生省の役人もそう思ってのことだったはずである．しかし，これには確信犯とでも言える裏があった．この2つの改定が公表されるやいなや，精神科病院協会は全国の会員病院に，「精神科作業療法は，1日の単位数が3単位から2単位になったので，作業療法士1名あたりの取り扱い人数は75人から50人になった．これまで無資格の助手をともなわなければできなかった作業療法は，助手をともなわなくてもよくなった．したがって，作業療法士は1名で1日50人の患者を取り扱える」ようになったので，作業療法士1名で1日50人作業療法を請求するようにというお触れを出したのである．

そのため，国がOT協会の抱えている問題の改善のためにおこなった診療報酬の改定が，改善ではなく改悪になってしまったのである．改定前は少なくとも1名以上の助手をともなって1日75人取り扱っていたのが，作業療法士1名で1日50人の取り扱いになり，無資格の助手とは言え作業療法士と併せて2名以上で取り扱っていたのだから1名あたり1日の取り扱い人数は25人以下にならなければ改善とは言えない．

この診療報酬の改定により，どれだけ多くの作業療法士が病院から1日1人で50人診ることができるのだからと辛い要求を病院からされたことか．亡くなられた金沢大学の作業療法学専攻の先生は，患者の回復程度は段通の作業量で示せば，作業療法の効果を客観的に示すことができるという持論で研究しておられた．その先生は作業療法士の患者への影響を最小限にするために，作業療法中は作業療法士は患者に作業に関すること以外はできるだけ話しかけないで，ストップウォッチで稼働時間だけ計るようにと言われていた．さらに，患者とよい治療関係を作ることを奨励するOT協会や協会の会員が書いた本を読むことを禁止し，金沢で作業療法学会全国大会が開催されたときには金沢大学の精神科作業療法の卒業生は学会の手伝いや出席は止められたと聞く．

後日，京都で開かれたOT協会の研修に，その金沢大学の作業療法学専攻の先生の下で学んだ卒業生が，自分がOT協会の研修会に来たことは先生には内緒にしてくださいと

言って参加してきて,「皆さんはどうして患者とそんなに話すのですか? 患者と話せば作業療法の効果判定ができないのではないですか」と他の参加者に真顔で聞いていた. 刷り込みではないが,学生が初めて受けた作業療法教育の影響はかなり大きい. 作業療法だけではないが,ひとを教えるという立場にある者は心しなければならないことである.

8・3 本当に病いを忘れて楽しめるなら

　私が京都大学に赴任した当時は,医学部附属病院の精神科神経科には作業療法をおこなう部屋もなく作業療法は認可されていなかったが,その年にわが国の国立大学では初めての精神科デイケアが京都大学医学部附属病院の精神科神経科で開設され,精神科の作業療法士ということでそのデイケアの指導をすることになった. そのため,医療技術短期大学部の作業療法学専攻の学生の実習指導のためにデイケアプログラムがない水曜日に,精神科作業療法が開設されていなかった入院病棟の患者を対象に,主治医の同意を得て自由参加の作業療法を開始したことと併せて,入院から外来,作業所やハローワーク,授産事業など社会資源を利用した就労支援,社会参加の促進へと,一貫した精神科作業療法リハビリテーションシステムの構築に向けた取り組みを始めた.

　昔は良くも悪くも医師には猛者がいた. 京都大学医学部附属病院の精神科神経科は,患者に作業をさせて診療報酬をとる精神科作業療法の点数化に反対する医師が多くいて,それらの医師に作業療法を理解させることを目的の一つに京都大学に移動したので,無認可の作業療法を開いたのもその流れのなかでのことであった. 作業療法学専攻の精神科担当医にそうした医師を教授として迎え入れたのも戦略の一環であった. 作業療法学専攻に迎えた精神科医は,京都大学に精神科作業療法士が赴任したというので,その私に精神科作業療法の説明や講演が外部から依頼が来ても,私が行くことを許可しないで自分で話をしに行っていた. 作業療法士くんだりが力動精神医学に基づいた作業療法を語るなど許せなかったのだと思われる. しばらくは,私が投稿する論文のチェックを頼むと,力動的な解釈は精神科医がおこなうものなのでと暗にそうした解釈を避けるように指導された.

　同じ左翼系の猛者が病棟にもいて,精神科神経科の勉強会で,研修医が未認可の作業療法が患者に人気があるので行ってみたら,診察室や病棟で見る患者とは違って,みんな楽しそうに生き生き作業をしていると報告した後に,全国でも名の知れた医師が,「作業療法なんて患者の娯楽の一つで患者を楽しませるだけのことだろう. 作業療法にどのような効果があるのか言ってみろ」と,噛みつかれたことがある.

　そのとき,私もまだ若くて少しとがっていたので,「精神科に入院している患者がたとえひとときでも,自分が患者であること,精神病者であることを忘れて作業を楽しむことができる,これほどの効果はないでしょう. 精神科医は精神療法をするというが,診察するだけで精神療法のお金を取る精神科治療にそうしたことができますか?」と返したことがある. その医師は憮然とした表情で何も言われなくなった.

8・4 私を誰だと思っているの—作業療法士第1号よ

　ある年の作業療法学会全国大会を,私が大会長として京都で開いたときのことである.

初日の受付が始まって間もなく，受付から受付の係をしている学生が参加者から叱られているので何とかして欲しいと連絡があった．行ってみると，「あなたねぇ！私を誰だと思っているの！参加費を払いなさいですって！私は日本の作業療法士の第1号ですよ！どこでも顔パスなのよ！」と受付の学生を叱りつけている年輩の女性がいた．

聞き覚えのある声，話し方，よく見るとなんと初代協会長の鈴木明子先生ではないか．学生は歴代の元協会長は顧問として学会参加費は無料という制度を知らない．学生にそのことを伝え，鈴木先生に事情を説明すると，「あら，あなた（私に向けて）の所の学生なの，きちんと教育しないとだめよ．学生なら仕方ないわね．後で私の書いた本をあなた（学生に向けて）に贈るから，よく読んで勉強なさい」と満面の笑顔．学生は恐縮と同時に本をくださるということにうれしさを隠しきれない様子で，その体験談を他の学生たちに嬉しそうに話していた．

学会が終わってしばらくして，あの先生が僕に本を贈ってくださると言われていたが，本が贈られてこないと言ってきた．きっとお忘れになったのだろう．改めて約束の本を送ってくださいと言うのも催促がましくて気が引けるので，私が自分でその本を購入して，先生から贈られてきたと言って学生に渡した．確か本の題名は「白衣のアルバイト」だったと思う．

8・5 私のワイナリーのワインより美味しい和の酒

世界大会のWFOT役員たち，特に副大会長（現在のマリリン・パティソンWFOT会長）は，何度も日本に打ち合わせにこようとし，京都でも京料理が食べられる料亭で打ち合わせをしたいと希望するなど，けっこうわがままだった．また来日のたびに仙台に住んでいるという娘を訪れていた．そしてそれらの費用，オーストラリアから日本までの交通費と日本滞在中の宿泊費を大会費用から支払うように要求してきた．私たち日本の運営委員はOT協会の業務に合わせて上京することで交通費や宿泊費を節約しているのにである．第4章「日本作業療法士協会と私」で述べたキールホフナー氏が京都の料亭で舞妓と食事をしたいと言ったことと同じような要求がけっこう相次いだ．これはお二人が悪いのではなく，明治以来の日本の拝外主義の名残で，外国から講演などで招聘された講師たちは，日本人は何でも要求を聞いてくれると思っていたのだと思う．

京都での打ち合わせは，日本の大会運営委員が全員出席すると，60万～70万円あまりの交通費がかかるため，経費節減のため，私と冨岡詔子WFOT日本代表だけが出席する形にした．そのときマリリン氏は夫同伴できていて，マリリン氏はオーストラリアでワインの醸造を仕事にしていてワイナリーをもっているため，オーストラリアのワイン礼賛が始まった．そのため，日本の酒もうまいということを分かってもらおうと思って京都の地酒を出したら，「日本の酒もなかなか美味しい．私のワイナリーのワインと同じくらいのもあるのだね」とワイングラスをもってこさせ，ワインを飲むようにグラスになみなみと酒をついで，夫婦で4合瓶の京都の銘酒地酒を4，5本空けた．そういえば日本で最初の打ち合わせを東京の協会事務所の近くのレストランで開いたときにも，マリリン氏一人でワインのフルボトルを3本あまり空にしたことを思い出した．かなりの酒豪である．

8・6 | 職を失ってもいいのか！

　今は世代が変わったが，私がOT協会の副会長の頃，精神科病院協会の事務局に何度も呼び出され，「君たち作業療法士は，しっかり採算が合うように患者をみないと，病院で働けなくなるがそれでもいいのか」と，精神科病院協会の病院では作業療法は作業療法士1名で1日50人の患者を取り扱うことができるようになったのだから50人処理するようにと，私たちにも要求した．

　言葉は悪いが精神科病院協会の言うことを聞かないと作業療法士は職を失うぞと脅されたようなものである．これには屈するわけにはいかないので，「どうぞ作業療法士を精神科病院で働くことができなくされたいのでしたら，そうなさったらいいでしょう．作業療法士は精神科病院だけが就職先ではありませんから．私たち作業療法士は身体障害も対象ですし，これからは地域で患者が暮らしている場で作業療法が求められる時代になりましたから，病院より地域で患者の生活に寄り添います」と言い残して精神科病院協会の事務所を後にしたことがある．今思えば，これもずいぶんととがっていたように思える．そうした時代があったことを思い出す．

8・7 | 理学も作業も同じですから

　同じような経験は日本理学療法士協会（以下PT協会）との間でもあった．あるとき，PT協会の会長からこれからはコ・メディカルで連携しないと置いて行かれるから手を取り合って連携しようと呼びかけられ，PT協会，OT協会，日本言語聴覚士協会の3協会が集まったことがある．後日分かったことであるが，そのときのPT協会の会長が国会で発言できないといつまで経っても議員を出している日本看護協会には勝ち目がないと思い，自分が選挙に出て議員になろうと思って，理学療法士だけでは人数が足りないため作業療法士や言語聴覚士を含めた応援態勢を作りたかったようである．

　しかし，そうした連携を呼びかける一方で，厚生省に出向いたときには，「理学療法も作業療法も同じですから理学療法だけで大丈夫です」と言い，精神科病院協会に行って，「私たちはADLも精神疾患のリハビリテーションも認知症もみることができます．作業療法とは別に請求ができるので，作業療法士がいてもいなくても大丈夫です」と精神科領域への理学療法士の就労を依頼し，しばらくは精神科病院に就職する理学療法士が増えたことがある．

　厚生省からは，「PT協会の会長が理学療法も作業療法も同じだから理学療法士だけで大丈夫」と言っているがいいのかと言われ，そのときにも，「厚労省が，作業療法士がわが国に必要ないと思われるのでしたら作業療法士の国家資格を取り消してくださってもけっこうですよ」とこれは笑い話のように返した．ただ，同行していたOT協会の理事や委員たちは，「協会の副会長がそんなことを言っては」とうろたえていた．

　一方，精神科病院への就職斡旋は，理学療法士の養成数が増えて需給を超え，特に都市部では就職先がなくて困り始めていたという事情があった．PT協会の働きかけもあり，いっとき精神科病院への理学療法士の就職が増えたが，職業同一性の問題で悩む理学療法士も増えている．ADLや精神疾患，認知症に対するリハビリテーションができるといって

も，それは運動療法や転倒予防ができるだけで精神疾患や認知症を理解した上で必要な対処をしたリハビリテーションとは違うため，自分は理学療法士としてこのままでいいのかという悩みをいだく理学療法士が見られるようになった．

8・8 まとまらない話—全員が元協会長

　日本の作業療法の50周年の記念に「日本作業療法士協会五十年史」を作成するにあたり，歴代の協会長がまだ現役である今，それぞれが思うところを語り合ってもらう座談会を開いて，それをそのまま記録として保存しようということになったが，記録として残す資料はできなかった．それは，歴代の協会長個々に思うこと，回想されることが異なり何ともまとまりがつかなかったからである．その場で直接話を聞いた者でもどう理解すればいいのか分からない，ましてや資料だけを見たのではあまりにも何がどうなっているのかまとまりがつかないないようだったからである．初代協会長をはじめ皆さん思うことがあり，互いにそれは違う，本当はこうだった，自分はこんなつもりでいた，などなど記憶されていることも主張されることも皆さん異なり，皆さんそれなりにご自分の言いたいことを言われ満足されていたが，まとまりがつかないまま座談会の一日が終わったのである．それは，大変貴重な座談会ではあったが，達成感というより疲弊感が残った．

　さすがに，皆さん現役の元協会長，誰にも負けない自負とバイタリティと個性豊かな方ばかりであった．いや，あったと言うよりまだ皆さん現役作業療法士なので，あるという方が適切である．

8・9 75人みれるだろう

　東の松沢，西の浅香山と称される病院の院長だけあって，浅香山病院の院長は治療者としての思いと経営者としての思いをともに備えていた．普段は職員や患者さんやご家族，関係者に対して治療やリハビリテーションが大切なことをしっかりと述べられるが，毎月月末になると作業療法部門の責任者であった私を院長室に呼んで，その月の作業療法の報告を求められた．その折に，「山根くん，皆よくやっているのは十分分かってのことであるが，今作業療法士は1日患者を何人取り扱うことができるのだったかな？」と，ご存じのはずなのに毎月同じことを尋ねられた．私が病院に入職した当時は作業療法士一人あたりの1日の取り扱い人数は75人だったので，「75人です」と言うと，「そうか作業療法士一人あたり1日75人診ることができるのか．うちももう少し何とかならないか」と，これも毎回同じことを言われた．私は，笑みを浮かべながら，「院長がそれを望まれるのなら，そうしてもいいですよ．しかし私は院長が精神科病院協会の会長として，また浅香山病院の院長として，どこで誰に聞かれても，胸を張って答えられるような人数を取り扱っています．それは75人には満たない数ですが，作業療法部門として赤字にはなっていません．院長が希望される75人を取るように仰られるのなら，3か月ほどその人数を取って見せますが，その後は，この病院を辞めさせていただきます．その後は毎日75人処理できる作業療法士をお雇いください」と，これも毎月同じことを言っていた．

　それを聞いて院長は，「私も君も，どちらも毎月同じことを言っているような気がする

な」．そう言って，顔を見合わせて二人で笑った．それは，「断りきれなくなったから京大に行ってくれ，給料は向こうから出るから」と院長に言われて京大に移動するまでの約8年間，毎月のように月末になると繰り返された（笑）．

8・10 なぜ occupational therapy が作業療法に

OT の日本語訳がなぜ作業療法になったのか．日本語訳を検討する会議で OT は職業訓練をするので職能療法がいいのではという案と，作業療法がいいという案があり，最後に投票したら1票差で「作業療法」になったと聞いた．理由は精神科領域の委員が「職能」と言われるより「作業」の方がなじみがあるということだったらしい．他にも「作業治療」という案もあったが，当時の松沢病院でも作業を療法として使っているということでなじみがあるという理由で「作業療法」になったと伝えられている．

8・11 作業療法は手，理学療法は足

作業療法は，手の動きや握力，つまむ力などを検査・訓練し，ADL（日常生活動作）訓練，環境調整，食事や更衣，トイレ，入浴などの日常生活のリハビリテーションをおこない，理学療法は基本動作能力（座る，立つ，歩くなど）の回復や維持，および障害の悪化の予防を目的に，運動療法や物理療法などをする，ということはすでにあたりまえになっているが，未だに「作業療法は手，理学療法は足」というようなことを言う人がいるが，誰が言い出したことなのだろう．

それは，作業療法士と理学療法士の国家資格化が成された当時，厚生省の課長が課員に，理学療法士は歩行訓練などの運動療法をおこない，作業療法士は手を使っていろいろな作業をすると説明したことから，理学療法は足のリハビリテーションを，作業療法は手のリハビリテーションをおこなうということが広まって今日に至っている．書面になった厚生省の課長の説明も残っている．

8・12 いきなりアッパー目に火花—特に用はなかったのか

「土の会」で介護支援を始めたばかりの頃，思い立ったらというより思う前に実行するおばさん（木村浩子さん）の行動に振り回されながら，迂闊にも頼まれごとに乗ってしまったできごとの一つである．ちょっとそこまでというおばさんの誘いに乗って，「土の会」の住居がある山口県周東町祖生から広島県の呉まで160 km あまり付き添って送る羽目になった．JR の呉駅に降りて，車いすに座り直すから手を持ってと言われて，脳性マヒの不随意運動アテトーゼの特長である上に突き上げていた右手をつかんでしまった．

その途端，強烈な痛みを顎に感じるとともに目に火花が散った．何が起こったのか分からないまま痛みに耐えかねてその場にうずくまってしまった．そこに，「あんたこの人に何をしたんだ．ちょっと誰かそこの交番からおまわりを呼んでこい」という声と人だかり．顎の痛みで声も出せない間に，おまわりさんがやってきて事情聴取が始まった．野次馬たちは，どうも私が車いすの女性の手をつかんで引っ張ったので，女性が嫌がって私を叩い

たようだと，痛みで声が出せない私の代わりに交番のおまわりさんに説明しているらしかった．

　交番に連れて行かれた私は，やっと治まり始めた痛みのなかで，この女性は私が介護している重度の脳性マヒがある人で，頼まれて付き添って呉まで来て，駅で降りて，車いすに座り直すのを手伝うよう言われて，右手をつかんでしまったために，左手が不随意運動で反射的に振り上げられたのがたまたま私の顎に的中したという，ことのいきさつを説明した．

　さらにこれには続きがあり，おばさんが訪ねようとしている人の家が分からないと言うので，電話をしてこれから行くことを伝えて，タクシーで教えてもらった場所に行くと，「あら，浩子さん．久しぶりね．来るならそうと教えてくれればいいのに．何か急用だったの？」と言われて，おばさんは，特に何もないけどいつでも遊びにおいでと言われたからと言う．（んっ！なに，おばさんは連絡も相手の都合も聞かずに，特に用も無いのに突然来たのか．いつものことだが）．

　まあどうぞ上がってお茶でもと言われて，家に入り，なんとなく雑談をしている間に日が暮れ，帰りが遅くなっても大変だろうから少し早いが夕飯でも食べてと言われ，おばさんは何食わぬ顔で「ありがとうございます．や‥ヤマネくんも，い‥いっしょに‥いただこうか」（「京都のぶぶ漬け」のはなしそのまま）．夕飯を頂き，帰りの電車は何時なのと訪ねて行った人から聞かれ，おばさん口ごもる．その方も困りながら，「急がないのなら泊まっていったら」（どうもおばさんは最初からそのつもりだったようである．確信犯だ）．

8・13　お母さんの嘘つき―わたしはリンゴ食べたいって言ったのに

　養成校を卒業して精神系総合病院に就職してしばらくしてのことである．初秋の老人病棟の回想プログラムで，リンゴの話になり，美空ひばりの「リンゴ追分」を聞いたり，初めてリンゴを食べたときの話などがなされ，朝の通勤時に病院の近所の果物屋で買ってきたリンゴをみんなで食べようということになって，皮をむいて切り分けて，「ええ匂いがする．大きなリンゴやな．昔のリンゴはこんなに大きくてええ匂いはせんかった」，「紅玉とか国光とかゆうてたな」，「小そうて酸いかったよ（酸っぱかった）」とみんなが口々に言いながら，リンゴを食べようとしたとき，70代後半の老人女性が急に声を上げて泣きながら，「わたしは，リンゴは食べません．リンゴは絶ってますから」．

　みんなのリンゴを食べようとした手が止まり，食べることができなくなった．そのとき，一人の同じくらいの年齢の普段は無口な老人男性が，「リンゴに何かあるんやな．教えてや．リンゴ食べへんわけがあるんやろ」．そう言われた老人女性は，ううっとひとしきり泣いて，「わたし小学校に上がる前の女の子，死なせてしもた．リンゴ食べさせてやれんかった」と言う．話を聞くと小学校に上がる前の娘が高い熱を出し，お母さんが「何でも食べさせてあげるから食べたいものを言ってごらん」と娘に言ったら，「リンゴが食べたい」と言ったという．お母さんは困った．家にはもうリンゴを買うお金がなかったからである，リンゴが日本で栽培されたばかりの頃だったので高価だったからである．

　それを聞いて，老人男性は「供養や，リンゴ食べてみんなで供養しようや」，「あんたもリンゴ食べぇ．娘さんももうかんべんしてくれるわ」とひと言．それを聞いた老人女性も，

泣きながらリンゴを口にし，誰からともなく拍手が起きた．みんな泣いていた．初秋の午後の回想プログラムでのできごと．

8・14 図書室にあった一冊の原著

　私が作業療法の養成校に入学した頃は，精神科領域のテキストは，スパックマンの訳本と松井紀和先生の『精神科作業療法』以外にはほとんどなかった．実習地もほとんどなく，特に精神障害領域の実習施設はなかった．身体障害領域の実習に行っても，作業療法士以外の職種の人が施設の説明をしたり，特例の理学療法士の先生はいるが，作業療法士はいても卒業間もない若い女性の作業療法士がいるという状態であった．

　そんなときに，あまり本もない養成校の図書室の棚に一冊の洋書があった．『Occupational Therapy；A communication process in psychiatry』と書かれていた．著者は，Gail S. Fiddler, O.T.R と Jay W. Fiddler, M.D. とあった．作業療法士のフィドラー女史が精神疾患の患者さんに対するいい病院がないのでと，精神科医である夫のフィドラー氏を病院長として雇用し，自分で精神科病院を作って経営にあたったと言われている，あのフィドラー夫妻の著書である．

　早速辞書を片手にむさぼるように読んだ．力動精神医学を基盤とする本であった．その本を読んで，作業療法が悪いのではなく，日本の作業療法が育っていないだけで，特に精神科作業療法はこれからなのだと思った．それから，私の精神科作業療法の道が始まった．

＊「白秋のこぼれ話」は時系列でもない公に言語化しにくい，本当にことばの「こぼれ」であるが，自分史の生き生きとした背景を知るには役に立つ．

一作業療法士の自分史—エピローグ

　本書『一作業療法士の自分史』は，日本の一作業療法士が提唱した，日本の作業療法の理念，哲学とも言える作業療法の臨床に基づいたモデル，「臨床作業療法山根モデル（YMCOT：YAMANE Model of Clinical Occupational Therapy）」が，より深く理解されることを目的に，書いたものである．

　書き始めてみると，一作業療法士の思想の背景となる個人の歴史，個人史は祖父たちの世代の影響を受けていることが明らかになり，個人が知らぬ間に影響を受けていた祖父たちの経歴，両親の経歴，そして個人の誕生から生い立ち，作業療法を学ぶに至ったきっかけ，作業療法士になってから白秋の年になるまでの生活史を辿る自伝を示すものになった．

　書き始めてから，平成から令和へ元号が変わり

「令和」の典拠（出典）は，「万葉集」の梅花の歌，三十二首の序文「時あたかも新春の好き月（よきつき），空気は美しく風はやわらかに，梅は美女の鏡の前に装う白粉（おしろい）のごとく白く咲き，蘭は身を飾った香の如きかおりをただよわせている」（中西進の著書「萬葉集」全訳より）で，奈良時代の初め，当時の大宰府の長官，大伴旅人の邸宅で開かれた「梅花の宴」で 32 人が梅の花を題材に歌ったものをまとめた序文として，大伴旅人自身が書いたものという．

　「平成」までの 247 の元号はすべて中国の古典を典拠としているが，日本の古典から引用されたのは初めてで，その新元号の始まりの年に本書が生まれた．新時代の始まりに，日本の作業療法の理念，哲学の基盤となる本書が書き終わったことに深い感慨を覚える．

　アーシュラムの石碑の言葉 BE GOOD　DO GOOD とともに‥‥．

　　　　　皐月好日，書き終えて筆を置き　空の蒼映す宇治川の岸辺を歩々

　　　　　　　　　　　　　　　　　　　　　　　　　　　　　　　山根　寛

〈著者略歴〉

山根　寛（やまねひろし）（認定作業療法士，博士〈医学〉，登録園芸療法士）
1972 年，広島大学工学部を卒業，船の設計の傍ら，病いや障害があっても町で暮らす運動「土の会」活動をおこなう．1982 年，作業療法士の資格を取得し精神系総合病院に勤務．1989 年地域支援をフィールドとするため，病院を出る（同年京都大学医療技術短期大学部助教授，同教授を経て，2004 年より京都大学医学部保健学科教授，2007 年より京都大学大学院医学研究科教授）．共同作業所や授産施設，グループホームなどの創設・運営相談に関わり社会参加を支援．「こころのバリアフリーの街づくり」「リハビリテーションは生活」「ひとが補助具に」「こころの車いす」を提唱し，1998 年より地域生活支援に関わる市民学習会「拾円塾」主宰．2015 年大学退官，「ひとと作業・生活」研究会主宰．

著書は
『臨床作業療法』（金剛出版），『目からウロコの作業料理の本　作業療法覚書』（三輪書店），『冠難辛句』（青海社），『作業療法の知・技・理』（金剛出版），『土の宿から「まなびやー」の風が吹く』（青海社），『ひとと植物・環境』（青海社），『作業療法の詩・ふたたび』（青海社），『治療・援助における二つのコミュニケーション』（三輪書店），『作業療法の詩』（青海社），『ひとと音・音楽』（青海社），『ひとと作業・作業活動　新版』（三輪書店），『ひとと集団・場　第 2 版』（三輪書店），『食べることの障害とアプローチ』（三輪書店），『伝えることの障害とアプローチ』（三輪書店），『作業療法臨床の知』（三輪書店）ほか．
読書，低い山のぼーっと歩き，海の素もぐり，作業療法が趣味（時間と体力がないのが悩みだが，還暦すぎて自転車散歩が趣味に加わる）．

作業療法臨床の知の背景
～その理念と哲学：一臨床の使徒の自分史より～

2020 年 5 月 30 日　第 1 版第 1 刷 ©

著　　　者　山根　寛
発 行 人　小林俊二
発 行 所　株式会社シービーアール
　　　　　東京都文京区本郷 3-32-6　〒 113-0033
　　　　　☎ (03) 5840-7561　(代)　Fax (03) 3816-5630
　　　　　E-mail／sales-info@cbr-pub.com
　　　　　ISBN 978-4-908083-55-6　C3047
　　　　　定価は裏表紙に表示
装　　　丁　田嶋菜々子（三報社印刷株式会社デザイン室）
印 刷 製 本　三報社印刷株式会社
　　　　　© Hiroshi Yamane 2020